Die Lust der Frauen

ANNA-MARIA GUTMANN-HEGER

Die Lust der Frauen

Ein erotischer Ratgeber

Seehamer Verlag

Titelgestaltung: Bine Cordes, Weyarn
Umschlagmotiv: Bildagentur Mauritius
Printed in Austria
ISBN 3-932131-43-6

Ich danke
Frau Alexandra Kienzle-Andrejew
für die kritische Durchsicht
des Manuskripts
und Herrn Gerald Drews
für die redaktionelle Mitarbeit.

Inhalt

3. Kapitel:

4. Kapitel:

5. Kapitel:

Vorwort

»Es ist der Geist, der sich den Körper baut.«
(Friedrich von Schiller, ›Wallensteins Tod‹, III. Akt, 13. Auftritt.)

Lassen wir ruhig einen Mann zum Beginn dieses Buches zu Worte kommen, einen weisen Denker noch dazu. Denn er hat – dank seines Autors Schiller – schon vor dreieinhalb Jahrhunderten erkannt, was Frauen erst viel, viel später erkennen durften: die Sinnlichkeit des Körpers, die Befreiung der Lust, das Bewußtsein der Gefühle.

Mein Körper und meine Lust gehören mir: Das ist eine selbstbewußte Erkenntnis, die jahrhundertelang eine Forderung war, ehe sie verwirklicht werden durfte. Doch das Wissen um eine Sache ist das eine. Die Umsetzung das andere. Wenngleich Frauen noch nie in der Geschichte so viele Möglichkeiten hatten, ihr Leben selbst zu bestimmen, so bleibt immer noch die Frage: Tun sie es auch wirklich? Haben sie ihre Gefühle entdeckt? Wissen sie, wie man sich seines Körpers bedient, im Interesse der eigenen Lust – aber auch im Interesse einer harmonischen Partnerschaft?

Ich behaupte: Frauen von heute wissen viel, aber sie haben noch immer nicht alles über ihren Körper und dessen Möglichkeit in Erfahrung gebracht. Sie lassen aber noch immer viel zu viele Möglichkeiten ungenützt, um glücklich zu werden.

Dieser Ratgeber soll Ihnen helfen, auf dem Weg zum Glück ein paar Schritte weiterzukommen. Ich wünsche mir, daß er Ihnen – und Ihrem Partner, der ebenfalls ein paar Blicke in dieses Buch werfen sollte – Anstöße geben kann: für eine erfüllte Sexualität und, als Folge davon, für ein erfülltes Leben.

Wir haben nur dieses eine Leben - nutzen wir es: Erfüllen wir unseren Geist und unseren Körper mit glücklichen Gefühlen. Gehören wir uns. Als Frau. Als Mann. Als Mensch.

Hamburg, 1998 Ihre Anna-Maria Gutmann-Heger

1. Kapitel

Der weibliche Körper

Wissenswertes über die weiblichen Geschlechtsorgane

Trotz aller Aufklärung und vieler öffentlich geführter Diskussionen sind für manche Frauen die eigenen Geschlechtsorgane immer noch ein Tabu. Sie zeigen wenig Neugier und Lust, deren Funktionen zu entdecken und sind daher meist auch nicht in der Lage, ihrem Partner zu signalisieren, was sie bei der körperlichen Liebe bevorzugen. Je mehr Sie über Ihren Körper – auch den Intimbereich – wissen, um so besser werden Sie Ihre Gefühle ausleben. Gleichzeitig tun Sie auch eine Menge für Ihre Gesundheit, weil Sie körperliche Veränderungen sofort bemerken und dem Arzt gegenüber detaillierte Angaben darüber machen können. Der weibliche Organismus verliert nichts von seinem Reiz, wenn man weiß, wie er aufgebaut ist und wie er funktioniert. Deshalb will ich im ersten Kapitel auf Gegebenheiten eingehen, die Sie vielleicht längst kennen, ohne deren Wissen jedoch keine Frau bewußt ihre ›Körpergefühle‹ – so heißt ja mein Buch – wahrnehmen kann.

Hätten Sie vermutet, daß der Mensch einen stärkeren Sexualtrieb als das Tier besitzt? Frauen sind jeden Tag des Jahres – auch während der Monatsblutung – zur körperlichen Liebe fähig und manchmal auch sehr lustbereit. Die Möglichkeit der Fortpflanzung ergibt sich allerdings erst mit dem Beginn der Menstruation, also ab dem zehnten bis vierzehnten Lebensjahr. Das Sexualleben des Mannes fängt zwischen dem elften und zwölften Lebensjahr mit dem ersten Samenerguß an. Die Spitze seiner Leistungsfähigkeit auf diesem Gebiet erreicht er bis zum zwanzigsten Lebensjahr. Die Anzahl der Orgasmen und die Erektionsdauer (bis zu 60 Minuten) wird in keinem anderen Lebensabschnitt übertroffen.

Frauen sind dagegen eher Spätzünder. Mit Anfang 30 erleben sie ihre Hochform. Fürs Kinderkriegen ist es dann vom medizinischen Standpunkt aus aber schon reichlich spät. Die Möglichkeit der Empfängnis ist nicht mehr so häufig gegeben, und das Risiko, ein krankes Kind zur Welt zu bringen, liegt bei fünf von 1000 Geburten und steigt mit den Jahren.

Die katholische Kirche hält auch heute noch nach wie vor daran fest, daß Sex nur in der Ehe und nur zum Zwecke der Fortpflanzung erlaubt ist. Der vom Dienst suspendierte katholische Theologe und Psychotherapeut Eugen Drewermann meint dazu: »Moralisch wäre es, hätte die Kirche längst schon gesagt: Sexualität dient vielen persönlich und kulturell wertvollen Dingen – der Begegnung, dem persönlichen Austausch, der Sensibilität, der Poesie, und dann natürlich auch der Fortpflanzung.«

Der weibliche Organismus ist hervorragend für das Wunder und die Schwerarbeit von Empfängnis, Schwangerschaft und Geburt eingerichtet, aber auch das Lustempfinden kommt nicht zu kurz. Den meisten Spaß beim Sex empfinden viele Frauen in der Mitte ihres Monatszyklus. ›Schuld‹ daran ist hauptsächlich das männliche Sexualhormon Testosteron, das (in geringerer Menge) auch vom weiblichen Körper produziert wird. In den genannten Tagen steigert sich dessen Produktion enorm. Je höher der Testosteron-Spiegel, um so größer kann die Lust oder sexuelle Aktivität sein. Es ist also vor allem das Aggressionen miterzeugende männliche Hormon, das Frauen lust- und liebesbereit macht.

Die Organe für Lust und Fortpflanzung beider Geschlechter sind trotz aller äußerlichen Verschiedenheit in etwa ›baugleich‹. Das Grundprinzip ist nämlich dasselbe. Die beiden Keimdrüsen der Frau, die Eierstöcke oder Ovarien, entsprechen den Hoden des Mannes. Sie bringen die Fortpflanzungszellen – die Eizellen – hervor, die Hoden den zur Befruchtung notwendigen Samen.

Man unterscheidet bei den weiblichen Geschlechtsorganen zwischen den inneren und äußeren. Alles, was zu den äußeren gehört, heißt Vulva: die großen und kleinen Schamlippen, Klitoris (auch Kitzler genannt) und die Scheide. Oft werden auch die Brüste zu den äußeren Geschlechtsorganen gezählt. Die inneren bilden Gebärmutter, die beiden Eileiter (auch als Tuben bezeichnet) und zwei Eierstöcke.

Die Scheide (Vagina) hat die Aufgabe, bei der Vereinigung das männliche Glied aufzunehmen. Sie ist ein etwa 8 bis 10 cm langer, sehr dehnbarer Schlauch, der bis zum Gebärmutterhals reicht. Im oberen Teil ist er ziemlich weit und verjüngt sich nach unten. Die Scheide sondert ständig, vor allem aber bei sexueller Erregung, einen schwach-sauren Schleim ab, der zwei Aufgaben hat. Einmal dient er als Gleitmittel, um den Penis besser eindringen zu lassen, zum anderen verhindert diese Drüsenabsonderung das Hochsteigen von Krankheitserregern in die inneren Geschlechtsorgane.

Die Scheidenwände werden aus Bindegewebe und Muskeln gebildet. Sie spielen bei der körperlichen Liebe sowie der Geburt eine wichtige Rolle. Die Ausdehnung der Scheide ist bei jedem weiblichen Wesen verschieden. Bei jungen Mädchen, die noch keine sexuelle Erfahrung haben, oder bei Frauen, die nur selten oder gar nie mit einem Partner zusammen sind, bleibt sie eng und straff. Nach Geburten oder durch ein reges Intimleben werden die Wände weiter.

Das Jungfernhäutchen (Hymen, nach dem Hochzeitsgott der alten Griechen benannt) liegt am Scheideneingang und bildet die Grenze zwischen den äußeren und inneren Geschlechtsorganen. Es besteht aus zwei Schleimhautschichten, zwischen denen gut durchblutetes, elastisches Gewebe liegt. In der Mitte hat es eine runde Öffnung oder mehrere kleine Löcher, die meist so groß sind, daß man mit dem Finger in die Scheide hineinlangen kann. Beim weiblichen Kleinkind ist das Hymen ziemlich dick und fest, in der Pubertät wird es dünner. Bei der ersten sexuellen Vereinigung reißt es ein (Entjungferung), wobei es zu einer leichten Blutung kommt. Kleine Verletzungen heilen meist schnell und ohne Komplikationen ab. Kommt es nicht zur Vereinigung, wird das Jungfernhäutchen wieder dicker. Deshalb ist ein Eindringen in späteren Jahren schwieriger. In manchen Fällen muß der Arzt sogar einen kleinen Eingriff vornehmen, um die Scheide möglichst schmerzlos zu öffnen.

Die großen Schamlippen (Labia majora) verschließen den Eingang zur Scheide und schützen Kitzler und kleine Schamlippen (Labia minora). Ihre äußeren Ränder sind mehr oder minder stark behaart. Die kleinen Schamlippen befinden sich innerhalb der Scheide. Sie vereinigen sich an ihrem oberen, vorderen Ende und bilden hier die Haube des Kitzlers. Sie haben – ähnlich wie die großen – die Form von Lippen (daher der Name) und sind von feinen Nerven durchzogen, die sehr empfindsam auf Berührungen und Reizungen reagieren. Sie steuern das Lustgefühl und sind Mitauslöser für Orgasmen.

Die Klitoris oder der Kitzler liegt etwas oberhalb der Harnröhre in der Scheide, ungefähr zwei bis drei Zentimeter vom Scheideneingang entfernt. Das nach unten gekrümmte Organ besteht aus zwei kleinen länglichen Schwellkörpern. An seiner Spitze befindet sich die Eichel (Glans) mit der Vorhaut. Die Eichel liegt meist frei zwischen dem oberen Teil der großen Schamlippen. Ähnlich wie beim männlichen Penis besteht auch die Eichel der Frau aus schwellfähigem Gewebe, das reich mit sensiblen Nerven durchzogen ist. Auf Berührungen reagiert sie prompt und wird bei sexueller Erregung größer (bis auf das anderthalbfache) und steif. Wird der Kitzler weiter gereizt, zieht sich die Eichel unter die Vorhaut zurück und bleibt während des Orgasmus dort verborgen. Kurz danach nimmt sie ihre vorherige Position wieder ein.

Viele Leute glauben, daß das Köpfchen des Kitzlers so

eine Art Zauberknopf ist, dessen Stimulierung die Lust steigert. Das mag für manche weibliche Wesen zutreffen; manche aber empfinden dessen Reizung als unangenehm oder gar schmerzhaft. Ist der Partner nicht sensibel genug, um zu merken, was einer Frau beim Liebesspiel Freude macht, so sollte sie ihm unbedingt zu verstehen geben, was sie mag und was sie zum Höhepunkt bringt. Und sie kann ihm zeigen, wie er mit diesem sensiblen Lustzentrum umgehen sollte, wenn sie es selber weiß und erprobt hat, damit es nicht ungenutzt verkümmert.

Das etwas erhöhte, bei erwachsenen Frauen von Haaren verdeckte Dreieck zwischen den Oberschenkeln ist der Venushügel (Mons veneris – mons kommt aus dem Lateinischen und bedeutet Hügel). Eine zutreffende Bezeichnung für das Gebilde aus Fettgewebe, welches das Schambein bedeckt. Drückt man sanft dagegen, kann man diesen Knochen genau fühlen. Die Haare, die den Venushügel verdecken, nennt man Schamhaare. Ihre Form, Farbe und Stärke hängen von einigen Faktoren ab, z.B. der Rasse, Erbanlage, dem Alter und den Hormonen. Sie haben durchaus einen Sinn. Während sexueller Erregung geben Duftdrüsen im Schambereich wie auch in den Achselhöhlen einen bei jeder Frau ganz individuellen Geruch ab, der auf den Partner erotisch anziehend wirkt. Die Haare spielen dabei sozusagen die Rolle eines Duftverstärkers.

Während manche Männer auf Frauen stehen, die sich Scham- und Achselhaare rasieren, finden andere eine starke Behaarung unwiderstehlich. Frauen, die in der Öffentlichkeit stehen, sind zumindest unter den Achseln fast immer rasiert – Mannequins, Schauspielerinnen, Tänzerinnen usw. Dies ist sicher eine Frage der Ästhetik; das mußte auch die für ihre Kapriolen bekannte Popsängerin Madonna einst erfahren: Als 20jährige ließ sie sich von dem für seine Schwarzweißfotos hochgerühmten Fotografen Lee Friedlander porträtieren –

nackt und mit respektabler Behaarung in den Achselhöhlen. Als dem Verleger des erotischen Magazins ›Penthouse‹, Bob Guccione, die Aufnahmen vorgelegt wurden, urteilte er, nachdem er Madonnas Achselhaare ansichtig wurde: »Das ist überhaupt keine gepflegte Erscheinung.«

Immerhin: Eine Szene-Zeitschrift veröffentlichte vor kurzem eine Umfrage, wonach der Trend bei Frauen wieder dazu geht, sich unter den Armen nicht zu rasieren. Ob die Damen dahintergekommen sind, daß sie auf diese Weise ihren erotischen Geruch verstärken können?

Wie auch immer: Im Gegensatz zu den Kopfhaaren wird die Behaarung im Intimbereich nicht so schnell grau. Bei gefärbtem Haar verrät sie die natürliche Haarfarbe. Dieses Problem löste z. B. Marilyn Monroe, die eigentlich dunkelhaarig war, auf ihre Weise. Sie ließ sich auch die Körperhaare blondieren – eine zur damaligen Zeit nicht ungefährliche und schmerzhafte Manipulation mit Chemikalien.

Zurück zu unserer kleinen Biologiekunde: Die Scheide ist die Verbindung zwischen den äußeren und inneren Genitalen. Die Gebärmutter (Uterus) hat die Form und Größe einer Birne, die vorn und hinten leicht abgeplattet und innen hohl ist. Sie kann sich z. B. während der Schwangerschaft bis zum fünfzehnfachen des ursprünglichen Volumens ausdehnen. Sie ist zwischen Mastdarm und Blase eingebettet und besteht aus Gebärmutterkörper (Corpus uteri), Gebärmutterhals (Cervix collum) und Gebärmuttermund (Orificium uteri). An seinem oberen Ende ragt der Uterus mit dem Gebärmutterhals in die Scheide hinein.

Die Öffnung des Gebärmutterhalskanals heißt Muttermund, der in die Scheide hineinragende Teil Portio (lateinisch = Anteil, Teil). Er verschließt während der Schwangerschaft die Gebärmutter, um zu verhindern, daß es zu einer Fehlgeburt kommt. In der Gebärmutter entwickelt sich ein befruchtetes Ei zu einem Embryo. Ins obere Ende des Gebärmutterkörpers führen auf beiden Seiten die Eileiter. Sie leiten ein vom Eierstock freigegebenes Ei in die Gebärmutter. Ein Eileiter hat einen Durchmesser von etwa 0,8 bis 1 Zentimeter. Seine Wände bestehen aus Muskeln, die sich wellenförmig zusammenziehen können, und winzigen Flimmerhärchen. Beide bewerkstelligen den Transport vom Eierstock bis in die Gebärmutter innerhalb von rund sechs Tagen. Die Ovarien einer gesunden Frau enthalten einen ›Vorrat‹ von weit über 200000 Eiern. Doch nur etwa 400 von ihnen haben die Chance, sich während der fruchtbaren Jahre mit einer männlichen Samenzelle zu verbinden.

Jeden Monat reift in einem der beiden Eierstöcke ein Ei, Follikel (lateinisch = Bläschen) genannt. Es ist ein mit Flüssigkeit gefüllter winziger Ballon, in dessen Mitte die Eizelle schwimmt. Dieses Bläschen wird schließlich so groß, daß es die äußerste Schicht des Eierstocks erreicht und sie durchbohrt (Follikelsprung). Es wandert in den Eileiter. Kommt die reife Eizelle dort nicht mit einem Samenfaden zusammen, findet keine Befruchtung statt und sie wird mit der nächsten Monatsblutung ausgeschwemmt. 0,12 Millimeter ist die Eizelle winzig – das entspricht der Größe eines Staubkorns – und doch 85000mal größer als ein Samenfaden. Die Gebärmutterwand wird hauptsächlich aus einer kräftigen Muskelschicht gebildet, die innen mit der Gebärmutterschleimhaut (Endometrium) ausgekleidet ist. Während der fruchtbaren Jahre baut sie sich allmonatlich auf, um bei einer Empfängnis das Ei aufzunehmen und zu versorgen. Ist das nicht der Fall, wird sie wie das Ei während der Monatsblutung abgestoßen.

Die Scham

Die weiblichen Geschlechtsorgane werden bezeichnenderweise auch Scham genannt. Viele Frauen nehmen dies nur allzu wörtlich und betrachten diese Körperregion immer noch als Fremdkörper. Sie genieren sich, darüber zu reden, und der Gang zum Frauenarzt ist ihnen ein Greuel. Vielleicht bekommt man ein natürlicheres Verhältnis zu seiner ›unteren Hälfte‹, wenn man sie näher erkundet. Das ist weder verboten noch unangenehm. Sicher haben Sie einen großen Spiegel, vor dem Sie Ihre äußere Erscheinung überprüfen. Scheuen Sie sich nicht, sich auch ohne Kleider zu betrachten. Entdecken Sie Schwächen wie Schönheiten. Je besser Sie Ihre Pluspunkte kennen, um so mehr können Sie diese herausstellen. Es ist gut, wenn Sie sich kritisch gegenüberstehen, aber sicher falsch, wenn Sie Ihren Körper ablehnen.

Bei Umfragen stellte sich heraus, daß gerade als sehr schön empfundene und viel bewunderte Frauen wie Mannequins, Schönheitsköniginnen und Schauspielerinnen extrem unzufrieden mit ihrem Aussehen sind und viele Mängel an sich finden. Ihre Wirkung beruht nicht auf statischer Schönheit, sondern auf ihrer Ausstrahlung, der Art, wie sie sich bewegen, der Mischung aus Sex, Selbstbewußtsein, Vitalität, Persönlichkeit und letztendlich darauf, daß sie ihre Unvollkommenheit kennen und kaschieren.

Haben Sie sich an Ihr Spiegelbild gewöhnt und sich mit ihm angefreundet, sollten Sie Ihre Entdeckungen erweitern. Dazu brauchen Sie Zeit, einen möglichst großen Handspiegel (es kann auch ein Vergrößerungsspiegel sein) sowie helles Licht, vielleicht zusätzlich eine Taschenlampe. Tragen Sie Sorge dafür, daß Sie allein und ungestört bleiben. Ziehen Sie sich ganz aus, auch Strümpfe und Slip. Nun machen Sie es sich auf dem Sofa oder einem gemütlichen Sessel bequem. Winkeln Sie die Beine an und grätschen Sie sie weit auseinander. Mit Hilfe von Spiegel, Lampe und Ihren Fingern entdecken Sie nun ganz sanft Ihren Intimbereich, den Sie aus der Theorie ja schon kennen.

Die mit Schamhaaren bedeckten Partien sind die äußeren Schamlippen. Sie sind mit Schweiß- und Talgdrüsen versehen, schützen die dahinterliegenden Organe und halten sie feucht. Ziehen Sie nun die äußeren Schamlippen leicht auseinander. Entlang ihrer Innenkanten sehen Sie faltenreiches Gewebe. Das sind die kleinen Schamlippen. Bei manchen Frauen sind sie größer als die äußeren Lippen. Sie unterscheiden sich durch Struktur und Farbe von ihnen. Es gibt eine Vielfalt von Schattierungen und Formen – von Rosa bis zu dunklem Braun und von glattem Gewebe bis zu stark gefaltetem Gewebe. Sie sind unbehaart und haben auch keine Schweißdrüsen, jedoch viele Talg- und Geruchsdrüsen sowie Blutgefäße. Das Gewebe ist elastisch und äußerst sensibel. Die kleinen Lippen laufen hinter dem Venushügel zusammen, umspannen die Klitoris und bilden ihre Vorhaut. Wenn Sie diese Körperregion mit dem Finger erkunden, merken Sie, wie leicht erregbar sie ist. Meist läßt sich die Spitze des Kitzlers, auch Eichel genannt, als kleine rosafarbene Erhebung ausmachen. Die Klitoris mit ihrem feinverzweigten Nervengeflecht entspricht biologisch der Penisspitze des Mannes. Sie schwillt bei Erregung an und kann durch Reiben, Streicheln, Berühren herrliche Lustgefühle erzeugen und Orgasmen auslösen.

Lassen Sie die Finger auf dem Erkundungsweg weiterwandern. Im Vorhof, der von den kleinen Lippen umgeben ist, befinden sich zwei Öffnungen – die Scheide und die Harnröhre. Die Öffnung, durch die der Urin aus dem Körper gelangt, liegt zwischen Kitzler und Vagina und ist nicht so leicht zu finden. Wenn Sie mit einer Hand die kleinen Schamlippen auseinanderziehen, können Sie die Harnröhre vor der Vagina ertasten. Die kleinen Lippen haben auch die Aufgabe, dafür zu sorgen, daß beim Wasserlassen der Urin in einem Strahl nach unten abläuft und nicht auseinanderspritzt.

Die Öffnung zwischen Harnröhre und After ist die Scheide. Da ihre Wände stark dehnbar sind, ist das Eindringen mit einem oder zwei Fingern problemlos. Nur wenn Sie sehr verkrampft sind, kann es Schwierigkeiten geben. Dann nehmen

Sie etwas Creme oder Öl als Gleitmittel. Die Scheide selbst ist innen ›glitschig‹ von Schleim, so daß Sie ohne Schmerzen erkunden können, wie geschmeidig ihre Wände sind. Ziehen Sie ruhig den oder die Finger zurück, um zu sehen, wie der Schleim beschaffen ist und riechen Sie daran. Keine Angst, es ist Ihr ganz persönlicher und ein angenehmer Duft. Ist er Ihnen unangenehm, ist es vielleicht ein Zeichen, daß Sie nicht ganz gesund sind. Sie sollten Ihre Beobachtung Ihrem Arzt mitteilen. Wenn Sie tief genug in die Scheide eindringen, werden Sie feststellen, daß das hintere Ende verschlossen ist. Es können also weder ein Tampon, noch ein Diaphragma (Scheidenpessar) durch den ›Hinterausgang‹ der Scheide rutschen.

Auch der Gebärmutterhals läßt sich ertasten. Beugen Sie sich einfach nach vorn und führen Sie den längsten Finger so weit wie möglich in die Scheide ein. Sie werden auf eine bewegliche Scheibe mit einem Durchmesser von zwei bis fünf Zentimeter stoßen. Mit etwas Geduld finden Sie in ihrer Mitte eine kleine Vertiefung, den Muttermund. Bei Frauen, die noch kein Kind haben, fühlt er sich an wie der Knorpel an der Nasenspitze, die in der Mitte ein Grübchen hat. Es ist nur eine winzige Öffnung von etwa zwei Millimetern Durchmesser.

Ein ganz erstaunliches Organ, das ganz entgegengesetzte Aufgaben erfüllen muß! Zum einen soll es während der Schwangerschaft hermetisch geschlossen bleiben, um das Ungeborene zu schützen und eine Fehlgeburt zu verhindern. Bei der Geburt muß sich dieser Muskel von seiner ursprünglichen Größe auf mindestens zehn Zentimeter ausdehnen, damit das Kind aus seiner schützenden ›Unterwelt‹ herauskommt. Rund sechs Wochen nach der Niederkunft ist der Muttermund wieder ganz fest verschlossen und hat eine mundähnliche Form angenommen (daher sein Name) – das untrügliche Zeichen der Mutterschaft.

Ist keine Schwangerschaft eingetreten, gelangt das Menstruationsblut aus der Gebärmutterhöhle durch den Gebärmutterhalskanal in die Scheide. Den umgekehrten Weg durch ihn nehmen die Samenzellen des Mannes von der Scheide aufwärts, um auf ein befruchtetes Ei zu stoßen.

Auch die Gebärmutter ist so konstruiert, daß sie ihren vielen Aufgaben gerecht wird. Ursprünglich hat sie die Größe einer Birne, die sich so stark dehnt, daß sie ein Baby von einem Gewicht bis neun Pfund und mehr, den Mutterkuchen (griechisch = Plazenta, etwa 500 Gramm) und etwa ein Liter Fruchtwasser aufnehmen kann. Dabei wird sie von Bändern gestützt und beweglich gehalten, die sich ebenfalls dehnen und wieder zusammenziehen. Diese Flexibilität macht es auch möglich, daß sich die Gebärmutter leicht verlagert, wenn die Blase prall gefüllt ist, um ihr Platz zu machen.

Der Gebärmutterhalskanal mündet in die Gebärmutterhöhle. Sie ist mit dem oberen, der Scheide abgewandten Teil mit den beiden winzig kleinen Eileiteröffnungen verbunden. Unter Hormoneinfluß baut sich im Rhythmus des Zyklus in dieser Höhle die Gebärmutterschleimhaut während der fruchtbaren Zeit immer neu auf. Kommt es nicht zur Schwangerschaft, wird diese Mischung aus Blut, Zellen und Schleim durch die Scheide abgeführt.

Die weibliche Brust

Anatomisch betrachtet gehören die Brüste der Frau, ebenso wie Behaarungsmuster und Körperbau, zu ihren sekundären Geschlechtsmerkmalen. Wie viele der weiblichen Organe haben auch sie eine Doppelfunktion: das Nähren des Säuglings und die sexuelle Stimulation. Darüber hinaus wird ihnen eine besonders wichtige Bedeutung zuerkannt. Sie gelten als das Symbol des Weiblichen. Mit Erfolg werden sie als Blickfang eingesetzt, gilt es einen Mann zu faszinieren. Viele Frauen empfinden ihre Brüste als ihr eigentliches Geschlechtsmerkmal. Entsprechend groß ist der Frust, wenn die Brust nicht dem Schönheitsideal entspricht. Denn dieser weibliche Lockvogel ist Moden unterworfen. Schnürte man sich in den zwanziger Jahren so, daß kaum eine Rundung zu sehen war, so glaubte man in den fünfziger Jahren, mit dem Gegenteil Erfolg zu haben. Der Tip amerikanischer Busenstars für verunsicherte Teenager lautete: »Kauf deinen Pulli immer eine Nummer zu klein.«

Der verrückte amerikanische Konstrukteur und Erfinder Howard Hughes konstruierte für den amerikanischen Busenstar Jane Russel einen BH, der ihren berühmten Busen sowohl bändigen als auch vorteilhaft zur Schau stellte. Gina Lollobrigida trat mit ihrer anmutigen Oberweite öffentlich gegen Konkurrentin Sophia Loren an. Motto: Wer hat die schönsten und größten Brüste? Der Wettstreit endete mit einem Patt. Das Dekolleté von Elizabeth Taylor war immer berühmter und bekannter als ihre ebenfalls großzügig zur Schau gestellten Juwelen.

Schauen wir uns Gemälde oder Modezeichnungen vergangener Epochen an, so ist der Busen selbst in puritanischen Zeiten meist vorteilhaft präsentiert. Und er hat nichts von seiner Anziehungskraft in einer Zeit verloren, in der man sich sogar in südlichen Ländern ganz öffentlich oben ohne der Sonne und den Blicken darbietet.

Die paarigen, vorwiegend aus Fettgewebe bestehenden Organe, die bei der Frau die Milchdrüsen enthalten – so eine allgemein gültige Definition – sind Grund für viele weibliche Ängste, Verzweiflung und Minderwertigkeitskomplexe. Umfragen ergeben immer wieder, daß viele Mädchen und Frauen ihre Brüste nicht schön finden und deshalb auch daran zweifeln, daß sie für Männer begehrenswert sind und geliebt werden.

Das Elend beginnt in der Pubertät. Plötzlich trägt die Schulfreundin einen BH und die Männer schauen sie aufmerksam an, während man selbst noch ganz kindlich wirkt, obwohl man schon 13 Jahre alt ist. Würden beide Mädchen offen darüber sprechen, käme heraus, daß das eine wie das andere in dieser Übergangsphase verunsichert und nicht glücklich ist. Ab einem Körpergewicht von 38 bis 43 kg beginnt die Hormonproduktion und damit das erste Anzeichen von Weiblichkeit. Die kindlichen Hüften werden runder, die Milchgänge beginnen zu wachsen. Mit der regelmäßigen Hormonproduktion pendelt sich der Menstruationszyklus ein, der Eisprung findet immer regelmäßiger statt.

Bei der Bildung der Brüste spielt das Hormon Progesteron eine wesentliche Rolle. Es wird aber nur im Zusammenhang mit dem Eisprung hergestellt - vom Gelbkörper, in den sich die geplatzte Eihülle nach dem Follikelsprung umwandelt.

Das Wort Busen ist eigentlich die falsche Bezeichnung. Sie umschreibt nämlich nur die Vertiefung, die zwischen den beiden Erhebungen liegt. Da das zutreffende Wort - Brüste - aber jahrhundertelang als unschicklich galt, wich man auf ›Busen‹ aus. So wenig Auswahl es bei der Beschreibung gibt, so vielfältig sind die Formen. Man kennt halbkugelförmige Gebilde, riesengroße runde, spitz vorstehende kegelförmige, hoch- sowie tiefangesetzte, apfel- und birnenförmige, herabhängende lange, hohe wippende, winzig kleine, um nur einige zu nennen. Doch kaum eine Trägerin berücksichtigt, daß es nicht so sehr auf die Form als auf die Proportionen, die zu ihrem übrigen Körper passen sollten, ankommt, um eine gute Figur zu machen. Wer die Mittel und den Mut hat, läßt sich dieses weibliche Aushängeschild manipulieren. Pro Jahr werden in Deutschland über 18000 Brustoperationen durchgeführt. Die Tendenz ist steigend. Eine neue Büste steht nach einem verjüngten Gesicht an zweiter Stelle der Veränderungswünsche, mit denen plastische Chirurgen konfrontiert werden.

Hauptanliegen ist eine Vergrößerung, obwohl die gesundheitlichen Risiken eines solchen Eingriffs bekannt sind. Brustverkleinerungen werden vor allem von Mädchen, die in der Pubertät sehr schwere Brüste bekommen, und von Frauen, die nach Schwangerschaft und Stillen unter einer Hängebrust leiden, gewünscht. Pro Jahr werden rund 12000 verkleinernde Eingriffe in unserem Land durchgeführt. Eine Operation ist gewiß immer dann zu befürworten, wenn die seelische und/oder körperliche Gesundheit einer Frau beeinträchtigt wird.

Ruft das Gewicht der Brüste Rückenschmerzen hervor, schneiden die Träger des Büstenhalters tief in die Schultern ein, wird man ständig wegen einer üppigen Oberweite angestarrt, belästigt oder gehänselt, ist der Wunsch nach Veränderung verständlich. Die Betroffenen sollten sich beraten lassen, ob Abhilfe möglich ist. Passen diese weiblichen Attribute aber in ihren Proportionen gut zum Körperbau, besteht kein Anlaß, nur um eines Schönheitsideals willen ärztliche Kunst in Anspruch zu nehmen.

Man muß sich damit abfinden, daß ein Busen nicht bis ins hohe Alter makellos knackig bleibt. Und wenn der Partner gewisse Vorstellungen von einer schönen Brust hat, die Sie nicht erfüllen, so sollten Sie sich fragen und überlegen, ob Ihnen diese Beziehung wirklich soviel wert ist, das Risiko eines chirurgischen Eingriffs auf sich zu nehmen. Eine selbstbewußte Frau fragt nicht: »Wie gefallen ihm meine Brüste?« Für sie ist es in erster Linie von Bedeutung, daß sie selbst ihren Körper akzeptiert und sogar schön findet. Gesundes Selbstvertrauen und das Sich-Annehmen, wie man eben ist, kann für eine echte Beziehung mehr bewirken als ein Bilderbuch-Busen.

Welche Form Brüste haben, hängt von mehreren Faktoren ab. Größe und Konsistenz, genetische Faktoren, aber auch Eß- und Pflegegewohnheiten spielen eine Rolle. Bei Frauen mit festem Gewebe bleiben sie länger straff und rund. Ist das Drüsen- und Bindegewebe eher locker und weich, sind sie meist länglich oder spitz geformt. Frauen mit Bindegewebsschwäche und weibliche Wesen mit schweren Brüsten neigen eher zu einer hängenden Tendenz. Häufige und ungesunde Abmagerungsversuche können sich geradezu verheerend auf die beiden Hügel auswirken. Das Fettdepot und das eingelagerte Wasser wird abgebaut, die Brüste werden kleiner. Führt man diese Diätkuren zu lange oder in zu kurzen Abständen hintereinander durch, bleibt der Haut wenig Zeit, zusammen mit dem Fettgewebe und Wasserreservoir zu schrumpfen. Sie wird gewissermaßen zu groß und die Brust schlaff und faltig.

Sind die Frauen in der Familie fast alle mit einer stattlichen Oberweite ausgestattet, so muß das nicht unbedingt bedeuten, daß man ebenfalls so gebaut ist. Es können ja auch Erbanlagen von der väterlichen Seite oder vergangenen Generationen dominieren. Bei 30 von 100 weiblichen Wesen sind die Brüste verschieden groß oder haben unterschiedliche Formen. Diese Eigenart kann vererbt sein, aber auch angeeignet. Arbeitet man vorwiegend mit der rechten Hand, so wird der Brustmuskel der betreffenden Seite stärker trainiert und die rechte Brust größer. Bei Linkshänderinnen ist es natürlich genau umgekehrt. Will man beide Brustmuskeln kräftigen, macht man dafür eigens entwickelte isometrische oder Hantelübungen. Sie können der schwindenden Jugend der beiden Halbkugeln vorbeugen, z. B. durch Schwimmen.

Ob ein Büstenhalter das vermag, darüber streiten sich die Experten. Es sollte jeder Frau überlassen bleiben, ob sie auf diese Unterstützung zurückgreifen möchte. Allerdings ist eine hängende oder zu schwere Brust eher auf das stützende und formende weibliche Kleidungsstück angewiesen, als ein kleines Hügelchen.

Zum Ärger vieler Bindegewebsschwächlinge besitzen die Brüste keine Muskeln, sondern liegen lediglich auf dem großen Brustmuskel auf, durch den sie durch eine Fettgewebeschicht getrennt sind. Die Brust selbst besteht aus Bindegewebe. Breite Stränge durchziehen die Brustdrüse und unterteilen sie in sieben bis zwölf Drüsenlappen. Diese wiederum werden von Hauptmilchgängen durchzogen, von denen zahlreiche Nebenmilchgänge abgehen. Sie unterteilen die Drüsenlappen in noch kleinere Einheiten, die man Drüsenläppchen nennt. Jedes einzelne ist wiederum mit einem winzigen Milchgang versehen, der schließlich in die Drüsenbläschen mündet. Sie sind in der Lage, Milch zu produzieren. Die Muttermilch wird über die Neben- und Hauptmilchgänge zu den hinter der Brustwarze liegenden Milchsäckchen geleitet, wo sich während der Stillzeit diese Säuglingsnahrung sammelt.

An der Brustspitze sitzt die sogenannte Brustwarze oder Mamille, die vom Warzenhof (Areola) umgeben ist. In ihn münden neben Talg- und Schweißdrüsen sieben bis zwölf Milchgänge. Muskelzellen in der Mamille sorgen dafür, daß sie sich bei Berührung, Lustempfinden oder Temperaturveränderung aufrichtet und steifer wird. Die zahlreichen sensiblen Nervenenden, die die Brusthaut wie auch die -spitze durchziehen, sind verantwortlich für die extreme Sensibilität dieses weiblichen Organs. Neben seiner praktischen Bedeutung als Nährquelle für den Nachwuchs ist die weibliche Brust ein leicht zu stimulierendes Lustorgan. Streicheln, Reiben der Warze zwischen den Fingern, Saugen, Küssen, ja sogar Beißen erregen viele Frauen bis zum Orgasmus.

Auch beim Stillen richten sich die Mamillen auf, aber aus einem praktischen Grund – eine pralle Brustwarze kann der Säugling leichter mit den Lippen erfassen. Für die Erzeugung der Milch sind während Schwangerschaft und Nährzeit zwei Hormone verantwortlich – Oxytocin und Prolaktin. Oxytocin bewirkt, daß sich die kleinen Muskelzellen, die die Drüsenbläschen umgeben, zusammenziehen und so die Milch herausgepreßt wird. Das Prolaktin sorgt für die Milchbildung.

Daß die Nahrung je nach den Bedürfnissen des Babys zur Verfügung steht, hängt auch von ihm ab. Sein Saugen regt die Nerven in der Brustwarze an, die Impulse an die Hirnanhangdrüse (Hypophyse) im Gehirn weiterleiten. Diese Signale fördern die Produktion der beiden für die Ernährung des Babys so wichtigen Hormone. Wird es auf Flaschennahrung umgestellt, saugt also seltener an der Mutterbrust, werden entsprechend weniger Hormone ausgeschüttet.

Manche Mütter erregt das Stillen sexuell, ganz unabhängig von der innigen Verbundenheit zwischen Mutter und Kind und dem Glücksgefühl, einem neuen Menschenkind das Leben geschenkt zu haben und für es zu sorgen. Da wir aber Sexualität weitgehend als ein Lustempfinden zwischen Erwachsenen verstehen, wird eine solche Erotisierung meist verdrängt oder tabuisiert. Selten ist sie Gesprächsstoff zwischen Frauenärztinnen oder -ärzten sowie Hebammen oder gar stillenden Müttern.

Wenn das Nähren schmerzt, werden sich keine Lustgefühle einstellen, eher Frustgefühle. Da man heute Müttern Egoismus vorwirft, wenn sie ihren Kindern die Brust verweigern, werden sie versuchen, sich mit dem hungrigen Wesen zu arrangieren und lieber Schmerzen ertragen; sie nehmen auch die Sorge auf sich, die Schönheit der Brüste könnte durch das Saugen Schaden nehmen.

Als es die Pille noch nicht gab und es ein normales Frauenschicksal war, Jahr um Jahr ein Kind zu gebären, war Stillen ein Verhütungsmittel. So lange die Prolaktinproduktion auf Hochtouren läuft, unterdrückt sie die Erzeugung von Östrogenen, die Voraussetzung für eine erneute Schwangerschaft. Diese Rechnung geht aber nur auf, wenn das Kind mindestens alle sechs Stunden angelegt wird, da es durch seine Saugbewegungen die Ausschüttung von Prolaktin fördert.

So vielfältig die Brustformen, so verschieden sind auch die Mamillen. Ein Drittel aller Frauen hat sogenannte Flachwarzen. Ihre Brustwarzen heben sich nicht deutlich genug ab und bleiben auch bei Erregung klein. Hohl- oder Schlupfwarzen sind nach innen gestülpt, richten sich aber bei sexueller Stimulanz zu normaler Größe auf. Manche Hohlwarzen sind nicht angeboren, sondern nehmen im Lauf der Zeit diese Form an. Das ist noch kein beunruhigendes Anzeichen für eine Krankheit, aber ein Grund zur Beobachtung.

Kein anderer weiblicher Körperteil ist so vielen äußeren Veränderungen unterworfen, wie die Brüste. Zu Beginn der Pubertät wölbt sich unter Östrogeneinfluß zunächst die Brustwarze vor, erst dann bildet sich der Warzenhof. Langsam beginnt sich nun die Brust zu entwickeln. Mit der ersten Periode nimmt sie an Umfang zu. Der scheibenförmige Drüsenkörper wächst weiter. Erst im Alter von beinahe 30 Jahren ist sie voll entwickelt. Aber nur bis zum 20. Lebensjahr ist der Anteil an Bindegewebe am größten, was sie fest und prall macht.

In der Schwangerschaft vergrößern sich zuerst die Brüste, ehe sich ein Bäuchlein abzeichnet. Denn das Drüsengewebe beginnt, zusätzliche Milchbahnen zu schaffen, damit die Versorgung des Säuglings später gewährleistet ist. Nach der Geburt nimmt ihr Umfang noch einmal stark zu, wenn die Milch einschießt. In der Stillzeit erreichen sie ihre absolute Hochform. Nach dem Abstillen wirken sie meist kleiner als vor der Empfängnis. Sie sind weicher geworden und haben etwas von ihrer aufrechten Haltung verloren, dafür aber an sexueller Sensibilität gewonnen.

Während der sogenannten Wechseljahre – ab einem Lebensalter von etwa 50 Jahren geht die Produktion des weiblichen Hormons Östrogen rapide zurück – schwindet das Drüsengewebe. Die Brüste werden kleiner, flacher und leider meist auch schlaffer. Ersetzen Frauen in und nach den Wechseljahren die eigenen schwindenden Hormone durch Östrogenpräparate, kann diese Entwicklung aufgehalten werden.

So entsteht neues Leben

Vielleicht haben Sie sich nie dafür interessiert, wie sinnvoll die weiblichen Organe für ihre von der Natur als Nummer Eins gesetzte Aufgabe ausgestattet sind, um Nachwuchs zu bekommen und aufzuziehen. Schon bei der Entstehung neuen Lebens gilt das Gesetz des Stärkeren. Das Paar, das nach dem Liebesspiel glücklich und erschöpft eingeschlafen ist, ahnt freilich nichts von dem unbarmherzigen Wettkampf, der sich im Körper der Frau abspielt.

Um einem entstehenden Menschen möglichst gute Startchancen zu gewähren, schöpft die Natur im wahrsten Sinne des Wortes aus dem Vollen. Beim männlichen Orgasmus schwärmen 120 bis 600 Millionen Samenfäden (Spermien) mit dem gleichen Ziel aus, die zur Befruchtung bereite Eizelle im Eileiter als erster zu erreichen. Für die Spermien beginnt ein erbitterter Marathonlauf. Es gilt nicht nur die Millionen von Konkurrenten abzuhängen, sondern auch schnell zu sein.

Gelingt es keinem Starter innerhalb von sechs bis höchstens zwölf Stunden in sie einzudringen, stirbt die Eizelle ab und wird mit der nächsten Monatsblutung aus dem Körper transportiert.

Die Wettläufer müssen auf ihrem Weg ins Ziel auch noch Hindernisse nehmen, wie z.B. die Barriere des Schleims im Gebärmutterhals. Er ist nur kurz vor und während des Follikelsprungs so dünn, daß die Samenfäden durch ihn durchdringen können. Das ist aber nur eine von rund 100 biochemischen Reaktionen, die bei der Verschmelzung von Ei- und Samenzelle beteiligt sind. Schon eine kleine Abweichung genügt, um den Start für ein neues Leben abzubrechen. Eine weise Vorsorge der Natur, nur den widerstandsfähigsten Samen Chancen zur Befruchtung einzuräumen. Nach der Statistik ergeben sich für ein Paar, Nachwuchs zu zeugen und zu empfangen, nur alle drei Monate ideale Bedingungen.

Nachdem der schnellste aus dem Heer der Läufer sein Ziel, die Eihülle, erreicht hat, bohrt sich sein Kopf bis zur Mitte des Eis durch. Das ist der Augenblick der Befruchtung oder die Empfängnis. Und ein Wunder: denn dieser Winzling enthält wie ein Mini-Chip die gesamten Erbinformationen des Vaters. Der Schwanz des Samenfadens, der ihn so erfolgreich transportierte, ist nun nicht mehr wichtig und wird wie der Rest der Mitbewerber im Eileiter aufgelöst. Eine Ausnahme bildet die Entstehung von Zwillingen oder Mehrlingen. Man unterscheidet eineiige Zwillinge, die sich aus einem befruchteten Ei, das sich später teilt, entwickeln und zweieiige. Sie entstammen entweder zwei befruchteten Follikeln oder einem, das zwei Eizellen enthält. Bei Mehrlingsgeburten (z.B. nach einer Hormonbehandlung) werden mehrere reife Eizellen befruchtet. Die Eizelle, aus der ein neuer Mensch entsteht, ist zur Zeit der Vereinigung mit dem Samenfaden 0,12 Millimeter klein. Das entspricht den Maßen eines Staubkorns. Der Samenfaden ist etwa 85000mal kleiner als dieses Staubkorn. Das Geheimnis, wie aus diesem Minigebilde ein Lebewesen entstehen kann, heißt Zellteilung.

Das befruchtete Ei, auch Zygote genannt, tritt eine rund fünftägige Reise in die Gebärmutter an. Während es diesen Weg zurücklegt, teilt es sich mehrmals in je zwei genau gleiche Zellen. Die erste Teilung findet rund vier Stunden nach der Befruchtung statt. Mißlingt sie, kommt keine Schwangerschaft zustande. Nur aus jeder dritten mit einem Spermium vereinigten Eizelle entsteht Leben. Bei jeder Teilung enthalten die neu gebildeten Zellen die gesamten Erbinformationen der Urzelle. Sind 16 Zellen entstanden, formen sie sich zu einer kleinen Kugel. In ihrem Innern entstehen zwei Zellhäufchen. Das eine trägt die Anlagen für das im Werden begriffene Wesen, das andere sorgt für seine Ernährung. Es bildet eine hauchdünne Schicht, das sich um das erste Häufchen legt und aus dem sich zu einem späteren Zeitpunkt der Mutterkuchen (= Plazenta) entwickelt. Die sich unablässig teilenden Zellen haben nun schon die Größe eines Stecknadelkopfes erreicht. Ihr nächstes Ziel ist die Schleimhaut der Gebärmutter. Mit Hilfe einer Art Geflecht versuchen sie, sich dort so fest wie möglich einzugraben. Das gelingt aber nur, wenn die Gebärmutter für diesen Augenblick ihre Abwehr gegen artfremdes Gewebe einstellt. Gelingt die sogenannte Einnistung des Zellbündels in die Gebärmutterschleimhaut, spricht man vom Beginn der Schwangerschaft.

Der Mann bestimmt das Geschlecht des Kindes

Der Druck, der auf so vielen Schwangeren lag und in manchen Ländern noch liegt, einen Sohn gebären zu müssen, ist fast so alt wie die Menschheit selbst. Das Leid von Müttern, die ›nur‹ Mädchen bekamen und deshalb verstoßen oder verachtet wurden, ist unbeschreiblich. Noch immer gilt die Geburt eines weiblichen Kindes in Ländern wie Indien als Unglück, und nicht selten läßt man nur männliche Nachkommen überleben.

Die angeblichen Tricks, die das Geschlecht des zukünftigen Kindes beeinflussen sollen, sind zahlreich, aber von sehr unterschiedlichem Erfolg gekrönt. Die Natur hat es von jeher so eingerichtet, daß die Geschlechter in einem gewissen Zahlenverhältnis zueinander stehen, das nicht zu manipulieren ist. Durchschnittlich werden 106 Jungen zu 100 Mädchen geboren. In Krisenzeiten, wie verlustreichen Kriegen, steigt die Geburtenrate von Knaben automatisch an, um den Verlust an männlichen Nachkommen auszugleichen, und die Mädchen werden früher geschlechtsreif.

Ebenso wie die anderen Erbanlagen steht das Geschlecht eines Ungeborenen vom ersten Augenblick seines Lebens an fest. Es wird ein Mädchen, wenn ein Spermium mit einem

X-Chromosomen auf die reife Eizelle trifft, und es wird ein Knabe, handelt es sich um ein Y-Chromosom. Letzteres ist vom Gewicht her leichter und kommt daher auf dem Weg zur Eizelle schneller vorwärts. Aber es ist auch kurzlebiger.

Es gibt die Theorie, daß ein Knabe gezeugt werden kann, wenn die Vereinigung während des Eisprungs stattfindet. Dieser Zeitpunkt läßt sich leicht mit Hilfe eines Thermometers oder Computers feststellen. Die Temperatur der Frau erhöht sich dann um etwa 0,5 Grad. Man nimmt an, daß die schnelleren männlichen Y-Spermien bei ihrem Wettkampf dann leicht im Vorteil sind, weil sie das auf sie wartende Ei im Eileiter eher erreichen. Liebt sich ein Paar dagegen zwei Tage vor dem Follikelsprung, so sind die männlichen Mitbewerber bis zur Eireife schon erlahmt, während die langlebigeren X-Samenfäden unbeirrt ihren Weg weiterverfolgen. Es ist wahrscheinlicher, daß dann ein Mädchen gezeugt wird ...

Jeder Mensch besitzt 23 Chromosomen, das sind die stäbchenförmigen Träger der Erbinformationen. Die Urzelle eines Ungeborenen verfügt über insgesamt 46 dieser Mini-Chips – je 23 von Vater und Mutter. Jede gesunde weibliche Eizelle enthält immer den gleichen Chromosomensatz. In gesunden männlichen Samenzellen gleichen sich nur 22 Chromosomen; das 23. männliche Chromosom ist entweder ein X- oder ein Y-Chromosom. Es entscheidet über das Geschlecht des zukünftigen Kindes. Dringt eine Samenzelle mit einem X in die Eizelle ein, in der immer ein X vorhanden ist, so wird es ein Mädchen durch die Kombination XX. Ist ein Spermium mit einem Y als erstes am Ziel, ergibt sich die Kombination XY und die Geburt eines Jungen ist zu erwarten.

Der Mann ist also ›schuld‹ daran, ob das werdende Leben männlichen oder weiblichen Geschlechts sein wird. Er hat zwar keinen unmittelbaren Einfluß darauf, ist aber der Träger des geschlechtsbestimmenden Faktors. Für viele verfemte ›Mädchen-Mütter‹ kommt diese wissenschaftliche Erkenntnis gewiß zu spät. Aber sie ist eine nachträgliche Rehabilitation und hilft vielleicht, der Ungerechtigkeit von Vorurteilen gegenüber Mädchen oder der Bevorzugung von Jungen ein Ende zu machen.

Was Sie sonst noch über die Schwangerschaft wissen müssen

Die Träger der Erbanlagen enthalten außerdem noch unzählige Informationen, die sogenannten Gene. Durch die Kombination von mütterlichen und väterlichen Genen ergeben sich milliardenfache Möglichkeiten. Die Wahrscheinlichkeit, daß zwei Menschen ein ähnliches Erbgut mit auf die Welt bringen, verhält sich wie die Zahl 1 zu einer Zahl, die aus einer 1 mit 10000 Nullen besteht. Das erklärt auch, warum Kinder des gleichen Elternpaares so große Unterschiede in Aussehen und Charakter aufweisen können. Im Augenblick der Zeugung ist allerdings schon festgelegt, ob ein zukünftiges Kind die braunen Locken seiner Mutter oder die blonden Haare des Vaters haben und welcher Art sein Knochenbau sein wird. Sogar die Frage, ob es Links- oder Rechtshänder wird, steht zu diesem Zeitpunkt schon fest.

Etwa zwölf Tage nach der Befruchtung, also am Beginn der Schwangerschaft, fängt die Bildung der Plazenta an. Die Hormonproduktion der zukünftigen Mutter läuft auf Hochtouren. Noch ahnt sie nichts davon, daß sich in ihr ein neuer Mensch entwickelt. Rund zwei Wochen nach der Vereinigung von Ei- und Samenzelle bleibt ihre Regel aus. Macht sie einen Schwangerschaftstest, zeigt die veränderte Hormonproduktion das Ergebnis ›positiv‹ an.

Etwa sechs Tage später mißt die Zellkugel in der Fruchtblase rund 1,3 Millimeter. Mit 20 Tagen zeichnet sich schon die Wirbelsäule ab, das Kügelchen wandelt sich zu einem fadenähnlichen Gebilde. An seinem oberen Ende geht die Zellteilung besonders schnell vor sich – hier entsteht das Gehirn. In der oberen Mitte des Fadens könnte man mit Hilfe von Ultraschall zwei verschlungene Gefäßschläuche erkennen. Sie bilden eine Art Pumpsystem. Etwa drei Wochen nach der Einnistung beginnt das Herz seine Arbeit und das winzige Gefäßsystem zu versorgen. Bald darauf entstehen der Magen-Darm-Trakt und das Zentralnervensystem. Die Leber wird tätig, Muskeln und Knorpel beginnen zu wachsen. Ab dem 37. Tag ist bereits die Anlage der Beine, der Arme sowie die Fingerkonturen und das Profil mit der Nasenspitze zu erkennen.

In dieser Zeit, dem zweiten Schwangerschaftsmonat, wissen viele Frauen noch nicht einmal, daß sie ein Kind erwarten. Die monatliche Regel ist ja erst seit rund 50 Tagen ausgeblieben. Frauen mit unregelmäßigen Zyklen sind an Verschiebungen gewöhnt und messen ihr im allgemeinen keine größere Bedeutung zu. Der Embryo oder Keimling entwickelt sich währenddessen rasant. Im kommenden Monat verzehnfacht sich seine Größe. Die Anlage für Augen, Ohren, Mund, Nase entsteht. Anfangs sind die Augen noch an den Seiten des späteren Kopfes angeordnet. Am Ende des zweiten Monats wird er breiter. Das Gehirn ist so gewichtig geworden, daß es den Embryo nach vorn beugt. Die Augen rutschen in ihre richtige Position. Die Lider bedecken die im Verhältnis zum Körperchen riesigen Augäpfel. Die Synapsen - Kontaktstellen zwischen den Enden der Nervenfasern - sind schon angelegt. Sie sind die Grundlage für das Funktionieren des Gehirns. Ob es bereits Informationen aus seiner Umwelt aufnimmt und verarbeiten kann, ist bisher noch nicht erforscht. Aber es ist sicher, daß ein Embryo von zehn Wochen, der ungefähr zehn Gramm wiegt, schon mit allen festgelegten Anlagen ausgestattet ist.

Die Nieren und andere innere Organe funktionieren bei dem Drei-Zentimeter-Wesen bereits so gut, daß es seine Harnblase entleert. Ab dem dritten Monat lautet der wissenschaftliche Begriff für das sich entwickelnde Menschlein nicht mehr Embryo (griechisch = im Inneren keimen), sondern Foetus (lateinisch = Nachkomme). Aus den Knorpeln haben sich festere Knochen entwickelt, die Anlagen für die Milchzähne zeichnen sich ab sowie Zehen und Fersen. Der Winzling schwimmt fröhlich wie ein Fisch in der Fruchtblase umher und erkundet sich selbst und seine Umwelt. Er reagiert auf Berührung, bewegt seine Glieder, öffnet und schließt den Mund, ballt die Faust.

Diese Bewegungen spürt die zukünftige Mutter aber erst zwischen der 16. und 18. Schwangerschaftswoche. Das ist die Zeit, in der das unterirdische Wesen schon aktiv am Leben der Mutter teilnimmt, merkt, ob sie wach ist oder schläft, sitzt oder steht. Es nimmt kräftige Schlucke vom Fruchtwasser, das angenehm süß schmeckt, und trainiert somit Speiseröhre und Verdauungssystem. Allmählich bilden sich auch die Sinne, wie Gleichgewichts-, Geruchs- und Geschmackssinn.

Ab dem fünften Monat beginnt der Countdown für das Leben außerhalb der schützenden Fruchtblase. Das Herz pumpt bereits 100 Liter Blut pro Tag, Arme, Beine, Muskeln werden durch Bewegungen trainiert. Ab dem sechsten Entwicklungsmonat mißt das Ungeborene rund 30 cm und wiegt etwa 700 Gramm. Seine Augen, die seit dem dritten Monat geschlossen waren, öffnen sich. Die Lider haben schon Wimpern, die ersten Härchen zieren Köpfchen und Körper. Hauptrhythmus seines Lebens ist der regelmäßige Herzschlag der Mutter. Durch Geräusche ist es mit der Umwelt außerhalb der Fruchtblase verbunden. Es lernt die mütterliche Stimme von anderen zu unterscheiden und Mozart- von Rockmusik.

Im siebten Monat entdecken viele Ungeborene ihren Daumen als Lutschobjekt. Das Nuckeln ist eine gute Vorübung für das spätere Saugen an Mutters Brust. Die feine Behaarung weicht einer Art Schmiere, die die spätere Geburt erleichtern und den Kälteschock beim Eintritt in die Welt lindern soll.

Gehirnstrommessungen beweisen, wie intensiv und regelmäßig das Gehirn funktioniert.

Ab dem achten Monat wird die Schwangerschaft für die zukünftige Mutter beschwerlich. Das Ungeborene mißt nun etwa 45 Zentimeter und wiegt ca. 2400 Gramm. Es füllt die ganze Gebärmutter aus und kann sich nicht mehr frei bewegen. 96 von 100 Babys helfen sich damit, daß sie den schwersten Teil ihres Körpers - den Kopf - in den unteren Teil der Gebärmutter balancieren. Bis zur Geburt stehen sie Kopf.

Die Geburt

Viele Mütter schildern den Geburtsschmerz als den intensivsten, den sie je in ihrem Leben durchlitten haben. Doch läßt die Freude über das Kind diese Strapazen schnell in Vergessenheit geraten. Die Geburt ist eine Hochleistung des weiblichen Körpers und stellt hohe Anforderungen an das ans Licht drängende Kind. Obwohl die Vorgänge, die bei der Geburt eine Rolle spielen, schon sehr gut erforscht sind, ist noch nicht ganz klar, wer eigentlich den Anstoß für den Eintritt in die Welt gibt. Ist es das Baby, das fit ist fürs Leben außerhalb des schützenden Mutterleibes? Oder die Gebärmutter, weil ihr Fassungsvermögen erschöpft ist? Ist es die Plazenta, die mit der Versorgung des neuen Menschen überfordert ist? Oder spielen all diese Faktoren eine Rolle?

Die Geburt verläuft in zwei Phasen:

Die erste nennt man Eröffnung. Regelmäßige Wehen, das heißt Zusammenziehen und Entspannen der Gebärmuttermuskulatur bewirken die Öffnung des Muttermundes. Meist vergehen Stunden, bis sich die während der Schwangerschaft hermetisch verschlossene winzige Rundung so weit gedehnt hat, daß der Körper des Kindes hindurchschlüpfen kann. Es leuchtet ein, daß die Dehnung dieses kräftigen Muskels äußerst schmerzhaft ist.

Die zweite Phase ist im allgemeinen kürzer und wird als Austreibungsphase bezeichnet. Die Gebärende muß nun Bauch- und Rumpfmuskulatur einsetzen, um das Kind aus ihrem Körper herauszudrücken. Je schneller diese letzte Phase verläuft, um so positiver ist es für Mutter und Kind. Manchmal dauert sie nur noch 20 bis 30 Minuten, bis das Köpfchen sichtbar wird. Damit ist die Hauptarbeit geschafft. Da der Kopf der größte Körperteil des Kindes ist, bahnt er den Weg, und Rumpf und Beinchen gleiten leichter hinaus.

Auch für das Kind ist die Geburt ein Risiko. Der Druck der Wehen und der Kampf durch den engen Geburtskanal ist im wahrsten Sinne des Wortes kein Kinderspiel. Aber auch sein Organismus ist von der Natur für diese Herausforderung hervorragend ausgestattet. Die Schädelknochen des Kopfes, dem die Rolle des Rammbocks für die Passage aus dem mütterlichen Körper zufällt, sind noch nicht fest miteinander verwachsen. Sie können sich bei Engpässen – wie mütterliches Becken und Scheide – so verschieben, daß der Kopfumfang kleiner wird. Aus diesem Grunde haben manche Säuglinge in den ersten Tagen nach ihrer Geburt einen länglichen Kopf, der aber nach einigen Tagen wieder seine runde Form annimmt.

Die Fruchtblase ist eine wenige Millimeter dünne, durchsichtige Haut, die sich je nach Größe des Ungeborenen ausdehnt. Sie besteht eigentlich aus zwei Häuten, auch Eihäute genannt. Sie haben, wie so viele Einrichtungen des weiblichen Körpers, eine Doppelfunktion. Einerseits bilden sie während der Entwicklung des Embryos zusammen mit dem Fruchtwasser ein schützendes Polster. Andererseits mildern sie den Druck der Wehen während der Geburtsphasen auf den zarten Kopf und die verletzlichen Gefäße der Nabelschnur. Bei einer normal verlaufenden Geburt platzt die Fruchtblase (= rechtzeitiger Blasensprung) erst, wenn sich der Muttermund ganz geöffnet hat, die Hauptarbeit also schon geleistet ist. Sobald das Kind das sogenannte Licht der Welt erblickt hat, wird die Plazenta unter leichten Nachwehen ausgestoßen, da sie ihre Aufgabe erfüllt hat und nutzlos geworden ist.

Die Rolle des Mannes als Vater soll hier nicht als unbedeutend abgetan werden. Ohne seinen Samen wäre es nicht zur Schwangerschaft und Mutterschaft gekommen. Die Entwicklung menschlichen Lebens aus einer staubkorngroßen befruchteten Eizelle aber kann sich nur im Bauch der Frau vollziehen. Dennoch wird die Geburt wie auch die Erziehung von Kindern, die noch vorwiegend in den Händen der Mütter liegt, viel zu wenig gewürdigt.

Die berufstätige Frau hat in unserer Gesellschaft einen höheren Stellenwert als eine Hausfrau und Mutter. Frauenarzt Prof. Dr. med. Gerhard Döring und der Experte für Kinderheilkunde, Prof. Dr. med. Theodor Hellbrügge, prangern die Unterbewertung der ›Nur-Hausfrau und Mutter‹ in ihrem Buch ›Das Kind von 0 bis 6‹ folgendermaßen an: »Es ist ein Unglück für unsere Kinder, daß alles von der Mutter redet, aber niemand ihre Leistung wirklich anerkennt. In der amtlichen Statistik gilt die Mutter als berufslos. Manche Soziologen und sogar einzelne Psychologen halten die Mutter für ein überflüssiges Relikt aus der Vergangenheit, das leicht durch außerfamiliäre Einrichtungen zu ersetzen ist. Manche ›Frauenbewegler‹ weisen fast täglich auf die minderwertige Arbeit der Hausfrau und Mutter hin. (...) Sie kann nicht hoch genug veranschlagt werden. Der größte Teil unseres Volksvermögens ist in den Haushalten und nicht etwa in Fabriken oder öffentlichen Einrichtungen investiert. Dieser Besitz verkommt, wenn er nicht gepflegt wird. Die Entwicklung unserer Kinder wird hoffnungslos, wenn wir unseren Müttern nicht jene Anerkennung geben, die sie ihrer Leistung nach verdienen.«

Diese Leistung besteht auch aus einem großen körperlichen Einsatz. Ein Beispiel: Eine Frau, die rund 60 kg wiegt und einen größeren Haushalt mit Kindern versorgt, macht pro Tag etwa 20000 Schritte. Dabei belastet sie ihre Kniegelenke mit insgesamt 3000 Tonnen. Durch das Hebelgesetz der Mechanik wird nämlich einem Hüft- oder Kniegelenk bei jedem Schritt ungefähr das Dreifache des Körpergewichts zugemutet. Beim Treppensteigen erhöht sich dieser Druck nochmals um das Drei-, beim Laufen und Springen sogar um das Fünffache des eigenen Körpergewichtes.

Hormone - ohne sie läuft nichts

Haben Sie sich schon einmal überlegt, wer ihre vielfältigen Reaktionen auslöst und steuert? Woran liegt es, daß man nervös, ärgerlich, ängstlich oder erfreut ist? Warum schweben Sie wie auf Wolken beim Anblick eines geliebten Menschen, der für andere völlig uninteressant erscheint? Wie kommt es, daß jemand groß, dick oder dünn ist, sexuell schnell erregbar oder eher kühl, eine starke Behaarung aufweist und eine tiefere Stimme hat?

Die Antwort heißt: Hormone. Diese Bausteine unseres Lebens bewirken, daß Frauen Ihre Periode und Kinder bekommen, daß ihre Bauchspeichel- und Schilddrüse richtig arbeitet, daß sie starke Schmerzen nicht so sehr spüren, sich während ihres Lebens verändern und vieles mehr. Hormone sind Wirkstoffe, die an bestimmten Stellen unseres Körpers gebildet werden, mit dem Blut durch unseren ganzen Körper wandern und mit winzigsten Mengen Stoffwechselabläufe in charakteristischer Weise beeinflussen. Sie sorgen dafür, daß die rund sechs Billionen Zellen, aus denen der menschliche Körper besteht, ihre Aufgaben erfüllen.

Es ist erst rund ein Vierteljahrhundert her, da waren nur etwa 20 verschiedene Hormone bekannt. Heute gehen die Experten auf diesem Gebiet, die Endokrinologen, davon aus, daß unser Organismus unter dem Einfluß von ca. 200 Hormonen funktioniert. In Zukunft werden wahrscheinlich noch viel mehr dieser wichtigen Botenstoffe und ihre Wirkungen entdeckt werden. Heute kann man einige von ihnen aus anderen Lebewesen gewinnen und bei Krankheiten einsetzen oder synthetisch herstellen. Hier liegt ein Schwerpunkt der Notwendigkeit der so heiß umstrittenen Gentechnologie.

Ein gutes Beispiel ist das Insulin. Schon Anfang der zwanziger Jahre gewann man dieses Hormon aus der Bauchspeicheldrüse von Rindern und Schweinen und spritzte es Zuckerkranken. Da Diabetes seit dieser Zeit sehr stark zugenommen hat und heute als Volkskrankheit bezeichnet wird, müssen neue Wege zur Insulingewinnung beschritten werden. Dank gentechnischer Verfahren kann heute genug von diesem lebenswichtigen Stoff produziert werden, um die Versorgung aller Zuckerkranken zu sichern.

Der Begriff Hormon kommt vom griechischen ›hormao‹ (ich rege bzw. ich treibe an), beschreibt also genau den Aufgabenbereich. Ohne diese Antreiber läuft nichts; bei ›Produktionsmängeln‹ geht vieles schief. Sexuelle Unlust, schlaffe Haut, zu frühes Eintreten der Wechseljahre kann z.B. durch einen Mangel am weiblichen Hormon Östrogen bedingt sein. Testosteron, das männliche Sexualhormon, steuert Liebesfähigkeit und Zeugungskraft des Mannes.

Unser Körper ist reichlich mit Drüsen ausgestattet, sie sitzen praktisch überall. Sie sondern Sekrete ab. Man unterscheidet Drüsen mit äußerer Sekretion (exokrine) wie die Schweiß- und Talgdrüsen und innerer Sekretion (endokrine), so z.B. die Keim- und Geschlechtsdrüsen. Dazu gehören: die Hirnanhang- (Hypophyse), Zirbel- (Epiphyse), Schild- (Glandula thyreoida), Thymus-, Bauchspeichel- (Pankreas), die schon erwähnten Keim- oder Geschlechts- sowie die Nebennierendrüsen.

Die endokrinen Drüsen werden von einer Kommandozentrale gesteuert und kontrolliert, der Hypophyse. Außerdem stellt sie Hormone her, die andere Drüsen dazu bringen, Botenstoffe zu fabrizieren und auszuschütten. Auch die Kommandozentrale unterliegt einer Kontrolle, damit in dem komplizierten System auch nichts aus dem Ruder läuft. Ein bestimmter Teil des Zwischenhirns, der Hypothalamus, ist der Oberboß, der mit hormonähnlichen Stoffen die Produktion der anderen Drüsen reguliert.

Zwischen einzelnen Hormonen besteht eine enge Wechselbeziehung, wie das Beispiel von Prolaktin und Östrogen zeigt. Solange die Mutter ihr Kind stillt, wird mehr Prolaktin, das die Milchbildung fördert, produziert und weniger Östrogen. Es kommt also nicht gleich nach der Entbindung wieder zu einer Schwangerschaft. Der Organismus der Mutter kann sich erholen und sie ihre Kraft auf den Säugling konzentrieren.

Botenstoffe, die den Stoffwechsel beeinflussen, heißen trophische Hormone. Dazu zählen die chemischen Verbindungen, die die Schilddrüse anregen oder die Gonadotropine, die für die Erzeugung von weiblichen und männlichen Geschlechtshormonen zuständig sind.

Auch Streß – negativer Di-Streß als auch positiver Eu-Streß – ist eine Angelegenheit unserer inneren Drüsen. Im Mark der Nebennieren wird Adrenalin, das sogenannte Streßhormon, hergestellt und ausgeschüttet, wenn es die Situation erfordert, also bei Belastungen, wie Ärger mit einem ungerechten Vorgesetzten.

Stehen Sie einer ganz anderen Herausforderung gegenüber, einem Treffen mit einem Mann, den Sie sehr aufregend finden, gibt Ihr Körper zum Adrenalin noch Endorphine, eine Art körpereigene Droge, frei. Das Resultat ist verblüffend. Sie sind in Hochstimmung, angenehm aufgeregt und schweben wie auf Wolken. Gefühl und Sexualität gehen nicht vom Herzen aus, wie poesievoll seit Jahrhunderten beschworen wird, sondern vom Gehirn. Denn dort sitzt das oberste Steuer- und Kontrollorgan, der nur vier Gramm leichte Hypothalamus.

Ein Leichtgewicht von maximal 25 Gramm, aber von großer Bedeutung für körperliche Funktionen und Sexualleben ist auch die Schilddrüse. Sie sitzt dicht unter dem Kehlkopf an der Vorderseite des Halses und hat die Form eines Schmetterlings. Die von ihr hergestellten Hormone T 3 (Trijodthyronin) und T 4 (Tetrajodthyronin) regulieren den Stoffwechsel, stimulieren die Sexualität und steuern auch seelische Vorgänge. Die Voraussetzung für ihre wichtige Tätigkeit, von dem unser körperliches und seelisches Wohlergehen weitgehend abhängt, ist Jod – pro Tag 150- bis 200millionstel Gramm. Bei niedrigeren Dosen kommt es zur Schilddrüsenunterfunktion: Der Körper schaltet auf Sparflamme. Lustlosigkeit, Antriebs-, Gedächtnis-, Konzentrationsschwäche, Depressionen, trockene Haut, Verstopfung, Unfruchtbarkeit sind Anzeichen für dieses Krankheitsbild. Die Hirnanhangdrüse motiviert die Schilddrüse, sich zu vergrößeren, um mehr Jod aus der Blutbahn zu fischen. So entsteht der Kropf (medizinisch Jodmangelstruma), der nicht immer sichtbar, aber für einen Facharzt für innere Drüsen (Endokrinologe) tastbar oder durch Ultraschall zu orten ist.

Nach neuesten Untersuchungen gilt Deutschland als ›Kropfland Nr. 1‹ in Europa. Fast jeder zweite Mitbürger leidet unter Struma. Der Grund: Die früheren Quellen wie Trinkwasser und Felder enthalten heute zu wenig Jod. Deshalb nehmen wir mit 30- bis 70millionstel Gramm nur einen Teil der notwendigen Tagesration auf. Zum Ausgleich empfehlen sich jodiertes Speisesalz und jodhaltige Lebensmittel wie Fisch (vor allem Schellfisch), Roggenbrot, Spinat, Radieschen, Kartoffeln.

Bei rund 15 Prozent der Struma-Patienten kommt es im Laufe der Zeit zu ungesteuerter Überfunktion. Die Minidrüse schüttet zu viel T 3 und T 4 aus. Die typischen Symptome dafür sind: Nervosität, innere Unruhe, Gereiztheit, Aggressivität, Herzbeschwerden, Durchfälle, Schweißausbrüche, Schlafstörungen, Haarausfall. Medikamente können ausgleichen. Der Ruf, die Schilddrüse sei auch für unser Gewicht verantwortlich, haftet ihr zu Unrecht an. Eine Manipulation durch Hormone lassen keine Pfunde purzeln. Aber Menschen mit leichter Überfunktion bleiben ihr Leben lang schlank, unabhängig davon was und wieviel sie essen.

Neben den Drüsenhormonen gibt es Neurohormone, die in neurosekretorischen Zellen des Zentralnervensystems gebildet werden und Gewebshormone. Sie entstehen, wie der

Name sagt, im Gewebe, z. B. im Darm oder in den Nieren. Die Nebennieren bestehen aus Rinde und Mark. Die Rinde liefert Corticosteroide, das Mark vor allem Adrenalin. Die Gonaden, die männlichen und weiblichen Geschlechtsdrüsen, stellen Sexualhormone her.

Von den Hormonen hängen also Stoffwechsel, Fortpflanzung und Wachstum ab. Ein Zuviel oder Zuwenig davon führt zu massiven Störungen der Gesundheit, des Wohlbefindens und der Fruchtbarkeit.

2. Kapitel

Entdecken Sie sich selbst

Wo kommt nur die Unzufriedenheit her?

Wenn Sie nie gelernt haben, sich selbst ernst und wichtig zu nehmen, auf die Signale Ihres Körpers und Ihrer Seele zu achten, sich eigene Vorstellungen und Wünsche zu erfüllen, dann ist es jetzt höchste Zeit dafür. Nicht alle Probleme im Leben entstehen durch andere Menschen oder Mißgeschicke. Oft sind wir es selbst, die durch falsche Reaktionen oder Einstellungen Schwierigkeiten herbeiführen.

Warum, zum Beispiel, arbeiten Sie bis zur Erschöpfung, um sich dann bitter zu beklagen, daß Ihre Kolleginnen genug Freizeit haben, um auszugehen und sich neue Freunde zu erobern? Und sind Sie in der Familie wirklich die Einzige, die Hand anlegen kann? Müssen Sie jedes Mal, wenn Sie zum Arzt gehen, das Schlimmste befürchten nach dem Motto: Ich habe ja schon immer Pech gehabt! Und meinen Sie wirklich, niemand würde Sie liebhaben, wenn Sie nicht immer für die anderen da sind? Ihre Leistungen werden nicht anerkannt? Ihr Aussehen läßt zu wünschen übrig? Ihr Partner versteht Sie nicht? Sie werden zugeben, daß an diesen vielen Ungerechtigkeiten nicht nur Ihre verständnislose Umwelt schuld sein kann. Denken Sie darüber nach, wie Sie Ihre Situation verbessern können und nehmen Sie Ihre eigenen Reaktionen kritisch unter die Lupe.

Führen Sie Buch

Machen Sie sich einen ruhigen Abend. Sorgen Sie dafür, daß Sie wirklich niemand stört. Kein Fernsehen, das im Hintergrund lärmt, kein Radio. Nehmen Sie ein leeres Heft zur Hand und unterteilen Sie die Fläche in Rubriken wie Partner, Liebe, Familie, Freunde, Vorgesetzte, Arbeitsplatz, Ausbildung, Haushalt, Kirche, Arzt, Behörden etc. Und tragen Sie nun in das entsprechende Feld ein, was Sie ärgert, kränkt, demütigt, wütend macht. Ziehen Sie einen dicken Strich und notieren Sie dahinter Ihre Reaktionen.

Haben Sie sich gewehrt, als Sie wieder einmal Überstunden aufgebürdet bekamen, obwohl Sie etwas vorhatten? Was haben Sie getan, als Sie nach Hause kamen und das schmutzige Geschirr noch herumstand? Hatten die Kinder nicht versprochen, die Küche aufzuräumen? Wie reagierten Sie, als Ihr Partner wieder einmal die Sportsendung einschaltete, ohne zu fragen, was Sie sehen wollten? Wie fertigten Sie den Kollegen ab, der zweideutige Witze erzählt und behauptet, Sie hätten keinen Humor, wenn Sie nicht mitlachen? Wie ist Ihre Haltung Behörden gegenüber, wenn Sie sich ungerecht behandelt fühlen oder etwas nicht verstehen? Baten Sie Ihren Arzt, keine lateinischen Fachausdrücke oder Fremdwörter zu gebrauchen, die Sie nicht verstehen?

Lesen Sie alles sorgfältig durch und überlegen Sie, was Sie in Zukunft anders machen möchten. Vielleicht notieren Sie diese Vorsätze in einer dritten Rubrik. Hätten Sie bei passender Gelegenheit mehr Selbstbewußtsein, Geduld, Zivilcourage, Diplomatie, Souveränität oder auch gesunde ›Wurschtigkeit‹ aufgebracht, wäre vieles anders und nicht zu Ihren Ungunsten verlaufen.

Nun kann man – gottlob – nicht all seine Reaktionen und Handlungen im voraus planen, immer die passende Antwort parat haben oder sich eisern beherrschen. Wie langweilig wäre der Alltag ohne Überraschungen, Fehler, Siege, Schlappen, Streit und Versöhnung. Glauben Sie aber, immer im Nachteil zu sein, müssen Sie etwas ändern. Und zwar sich!

Versuchen Sie zunächst herauszufinden, warum Sie nicht in Harmonie mit sich leben, warum Ihr Selbstbewußtsein so gering entwickelt ist. Finden Sie heraus, warum Sie es anderen immer recht machen möchten und nicht den Mut haben, einfach zu sagen, was Sie sich vorstellen und wünschen! Gehen Sie den Ursachen auf den Grund! Lassen Sie sich vielleicht ›so viel gefallen‹, weil Sie unbedingt geliebt werden wollen? Sind Liebe und Anerkennung denn durch Anpassung, ja Unterwürfigkeit zu erreichen? Nehmen Sie womöglich Kleinigkeiten viel zu tragisch?

Reden Sie doch über das, was Sie bedrückt! Sie haben kein Vertrauen zu Mitmenschen? Sie fühlen sich ganz einsam? Dann sprechen Sie eben mit sich selbst! Und Ihr ›Sorgenheft‹ ist auch ein idealer ›Zuhörer‹. Durch eine Diskussion mit Mitmenschen oder notfalls mit sich selbst, das Herunterschreiben, Durchlesen, Nachdenken gewinnen Sie Abstand und Übersicht. Gewiß, ein solches Vorgehen kostet Zeit und Konzentration. Die Mühe lohnt, denn allmählich entwikkeln Sie Selbstkritik und Sachlichkeit. Die Chance, daß Sie es sich nicht nur vornehmen, sondern wirklich Ihr Verhalten ändern, wächst.

Was Sie prägt ...

Man muß kein Psychologe sein, sondern nur ehrlich, um sich selbst auf die Schliche zu kommen. Diese Selbst-Beobachtung macht es Ihnen leichter, sich zu verstehen. Viele Ereignisse, die Sie geprägt haben, reichen bis in die Kindheit zurück.

Fühlten Sie sich als Kind zurückgesetzt und zu wenig geliebt, so werden Sie bestrebt sein, sich Liebe sowie Anerkennung zu erkaufen oder erbetteln – z. B. durch besondere Hilfeleistungen, Geschenke oder übertriebene Gefälligkeiten. Haben Sie einmal klar erkannt, daß Sie sich gerade durch diese Haltung mehr Liebe und Achtung verscherzen als gewinnen können, wird es Ihnen gelingen, aus diesem Teufelskreis auszubrechen. Das bedeutet nicht, daß Sie nun keine Geschenke mehr verteilen oder nicht mehr hilfsbereit sein sollen. Macht es Ihnen Freude, jemand zu beschenken oder ihm zu helfen und erwarten Sie weder Liebe, Dank noch Anerkennung dafür, laufen Sie nicht mehr Gefahr, durch undankbares Verhalten Ihrer Mitmenschen verletzt zu werden. Damit haben Sie ein ganzes Stück persönlicher Freiheit gewonnen. Und vielleicht gewöhnen Sie sich sogar an den Gedanken, daß man Sie liebt und verehrt, obwohl Sie gar nichts dafür tun – einfach weil Sie von Natur aus liebenswert sind oder den anderen so erscheinen.

Es gibt natürlich auch die Möglichkeit, daß Sie weder Lust noch Kraft haben, etwas zu verändern. Sie haben sich in die Rolle der stets hilfsbereiten guten Fee, der immer paraten Freundin, willfährigen Liebhaberin, großzügigen Gastgeberin, Geldspenderin, der aufopferungsvollen Mutter und selbstlosen Ehefrau so hineingelebt, daß Sie sich in eine andere gar nicht mehr hineinfinden können. Warum machen Sie dann Ihre Umgebung für Ihr Los verantwortlich, wenn Sie am Ende Ihrer Kräfte sind?

Verbergen Sie Ihre Aufzeichnungen gut vor anderen Augen. Tragen Sie, wann immer Sie es für nötig halten, weiterhin ein, was Ihnen mißfällt und ziehen Sie Bilanz, ob Sie Fortschritte gemacht haben. Notieren Sie ohne Schönfärberei, was aus Ihren guten Vorsätzen geworden ist. Resignieren Sie auch bei Rückschritten nicht. Beginnen Sie einfach von vorn.

Spaß am Sex

Sind Sie gewöhnt, immer Rücksicht zu nehmen und Verständnis aufzubringen, ist anzunehmen, daß Sie auch in der körperlichen Liebe keinen gesunden Egoismus entfalten. Haben Sie bei Ihrem Bemühen, dem Partner möglichst viel Vergnügen zu bereiten, schon einmal daran gedacht, daß es Ihr gutes Recht ist, ebenfalls Spaß an der natürlichsten Sache der Welt zu haben?

Das erste Kapitel dieses Buches befaßt sich ganz bewußt mit dem weiblichen Körper, seinen Funktionen und Reaktionen. Wie bereits gesagt, sind die weiblichen Sexualorgane nicht nur zum Kinderkriegen geeignet, sondern auch mit feinen Sensoren für Lustempfindungen ausgerüstet. Kinder, die noch nicht durch Ver- und Gebote verunsichert sind, ertasten diese sensiblen Körperstellen und empfinden angenehme Gefühle dabei. Erst das ›Pfui‹ der Erwachsenen macht diese unschuldige Beschäftigung mit sich selbst zu etwas Unheimlichem, Schmutzigem.

Die Unkompliziertheit, mit der Naturvölker Sexualität akzeptieren und praktizieren, ist in zivilisierten Ländern weitgehend verlorengegangen. Zu viel Geheimniskrämerei und Aufklärung, Enthaltsamkeit und Hemmungslosigkeit, Verbote und Übertretungen, Schuldzuweisungen und Gewissenlosigkeit haben das natürliche Verhältnis zum Sex getrübt oder unmöglich gemacht. Das wird besonders deutlich, wenn man sich einmal die Begriffe vornimmt, mit der das körperliche Zusammenkommen umschrieben wird. Entweder klingt es hölzern und kalt wie Behördendeutsch (Geschlechtsakt, Geschlechtsverkehr etc.) oder ordinär (ficken, vögeln, bumsen etc.). Viele Witze, die man sich am Stammtisch schenkelklatschend erzählt oder mit deren Hilfe die Stimmung im Saale angeheizt werden soll, verschleiern nur dürftig unsere Hilflosigkeit. Es ist sicher schwer, sich Verboten, falschen Vorstellungen, Verkrampfungen, und eingehämmerten Schuldkomplexen zu entziehen und eine eigene Beziehung zur Sexualität aufzubauen. Aber es ist nicht verboten und es ist möglich, abzulehnen, was einem widerstrebt, und auszudrücken, was man schön findet.

Die Rolle der Frau

Lange Zeit hielt sich in vielen Köpfen die Vorstellung, daß eine Frau schon allein durch eine häufig eingenommene Position beim Liebesspiel die Unterlegene sei. Sie war die Nehmende, da sie den Samen des Mannes empfing, er der Gebende, also in der dominierenden Lage. In Zeiten, in denen Frauen über kein eigenes Einkommen verfügten, mußten sie wohl oder übel versuchen, mit dem Ernährer der Familie auszukommen. Jagte er sie aus dem Hause, waren sie und ihre Kinder dem Elend preisgegeben.

Witwen, ganz gleich, wie jung sie waren, hatten, schwarz gekleidet, ihr weiteres Leben dem Andenken des Verstorbenen zu widmen. Eine Scheidung war eine Schande – natürlich nur für die Frau. Der arme Mann wurde bedauert, wenn er auf eine moralisch so fragwürdige Person hereingefallen war. Es gab gewiß Ausnahmen und beherzte Frauen, die gegen die herkömmliche Rollenverteilung rebellierten und sich nicht unterkriegen ließen. Aber das bedeutete für Angehörige der sogenannten unteren Stände meist soziales Elend und für die der höheren den Ausschluß aus der Gesellschaft, also Isolation.

Seither hat sich vieles geändert, und Frauenschicksale aus gar nicht so fernen Zeiten hören sich fast an wie grausame Märchen. In Rotchina starben die letzten uralten Greisinnen, denen man als Kind die Füße verkrüppelte, weil kleine Füße, die nur einen Trippelgang erlaubten, damals als Schönheitsidol galt.

Maria Riva, die mit Luxus überhäufte einzige Tochter der unvergeßlichen Diva Marlene Dietrich, schreibt in ihrem Buch ›Meine Mutter Marlene‹: »Ich wußte nicht, daß ich vergewaltigt wurde. Dieses Wort bekam erst lange nach der Tat einen Sinn, als ich erfuhr, daß das, was mir angetan worden war, einen Namen hatte. Die Nacht wurde zum lautlosen Weinen, und ich dachte, nun wüßte ich, was Sex war, und schauderte, wenn es auf mich zukam. Wenn sie (Anm. der Autorin: Die Vergewaltigerin war ihre von ihrer Mutter ausgesuchte Gouvernante, und Marlene Dietrich wußte, daß diese Erzieherin lesbische Neigungen hatte) mit mir fertig war, zog ich mein Nachthemd herunter, rollte mich ein, tat, als existierte sie gar nicht, und flüchtete mich in den Schlaf, überzeugt, für etwas Unaussprechliches bestraft zu werden, von dem ich nichts wußte. Auf eine Art war ich für eine Vergewaltigung präpariert worden. Immer gehorsam, immer darauf bedacht, allen, denen ich anvertraut war, zu gefallen, immer fügsam, einen Besitz, zum Gebrauch bestimmt. Wenn du keine eigene Identität hast und jemand sich von dir bedient, dann bist du passiver. Das Recht, Fragen zu stellen, ist dir unbekannt ...«

Lernen Sie, nein zu sagen

Der Wunsch zum Wechsel aus der Passivität, vom Erdulden zur Aktivität, zum Sich-Wehren, Initiative zu ergreifen, geht vom Gehirn, nicht vom Körper aus. Haben Sie einmal erkannt, daß und was Sie anders machen wollen, ist der erste Schritt getan. Der Weg ist lang und mühsam, die Schritte sind klein. Da muß man zunächst lernen, nein zu sagen, wenn einem etwas nicht paßt. Warum sind diese vier Buchstaben des Wörtchens ›nein‹ für viele Frauen so viel schwerer auszusprechen als die zwei für ›ja‹? Vielleicht, weil sie es gewohnt sind ›ja‹ zu sagen, auch wenn sie ›nein‹ meinen.

Versuchen Sie es einfach mal mit dem Neinsagen und warten Sie ab. Meist passiert das Gegenteil von dem, was Sie befürchten. Man wird ihnen in den meisten Fällen nicht einmal böse sein, wenn Sie Ihre Absage plausibel begründen.

Ein simples Beispiel, das sich beliebig variieren läßt: Ihre Kollegin meint ganz beiläufig – »Sie haben doch sicher nichts dagegen, noch auf den Chef zu warten? – Ich kann nicht länger bleiben, ich habe etwas vor.« Die Frage ist schon so formuliert, daß Sie eigentlich nur antworten können: »Ja, gerne!« Ist die Kollegin aber selbst nie bereit, auch für Sie im umgekehrten Fall einzuspringen, und ärgert Sie das gewaltig, so können Sie doch ganz gelassen sagen: »Nein, tut mir leid. Ich habe auch etwas vor.« Hier wird nicht der Verweigerung oder dem Egoismus das Wort geredet. Dies ist nur eine Anregung, wie man das Gefühl, ausgenutzt zu werden, allmählich abbauen kann. Zum Ausnutzen gehört auch, daß man jemandem die Gelegenheit dazu gibt. Tun Sie Ihren liebsten Menschen wirklich einen Gefallen, wenn Sie alles aus dem Weg räumen und ihnen Aufgaben abnehmen, die sie gut selbst erledigen können? Im Umgang mit von Ihnen verwöhnten Mitmenschen ist ein wenig gesunder Egoismus von

Ihrer Seite ganz angebracht, schon, damit Sie nicht als ›Mädchen für alles‹ oder ›Frau fürs Grobe‹ verschlissen werden. Sie dürfen nicht mit Verständnis rechnen, wenn Sie sich aus heiterem Himmel beklagen (»Muß ich denn hier wirklich alles machen!«).

Anstatt sich verletzt zurückzuziehen, fragen Sie sich lieber, warum Sie manche Arbeiten nicht verteilen. Heimlich dürfen Sie ja ruhig davon überzeugt sein, daß Sie alles viel besser machen würden. Sparen Sie sich dieses Können für den Notfall auf, wenn niemand zur Stelle ist, der Ihnen helfen könnte. Die Zeit, die Sie auf diese Weise gewinnen, läßt Sie Atem holen, nachdenken, entspannen, macht Sie frei für wirklich wichtige Dinge, wie Gespräche und die Liebe.

Wenn Sie erschöpft ins Bett sinken und nur noch schlafen möchten, können Sie unmöglich eine einfallsreiche, aufreizende Liebhaberin sein. Dem Trott, den Sie doch nie einreißen lassen wollten, als Sie sich verliebten, öffnen Sie so die Schlafzimmertür. Sex ist eine körperliche Anstrengung, für die Sie fit sein müssen, wenn Sie und Ihr Partner wirklich Erfüllung finden und nicht nur eine Art Pflichterfüllung absolvieren wollen.

Guter Sex setzt aber auch voraus, daß Sie ihn wirklich selbst möchten und nicht nur aus Angst, den Partner zu verlieren, mitmachen. Um körperliche Liebe bewußt zu genießen, müssen Sie sich zunächst freimachen von den vielen ›Krusten‹, die Ihre natürliche Begabung dafür überlagern.

Als Sie etwa vier Jahre alt waren, wurde das Muster für Ihre sexuellen Verhaltensweisen bereits festgelegt. Ansichten über die körperliche Liebe, die damals galten und die Ihre Erzieher für richtig hielten, verankerten sich in Ihrem Denken. Dazu addierten sich Erlebnisse, die für Sie prägend waren und Ihr späteres Sexualverhalten mitbestimmten. Manche davon wirken noch nach Jahrzehnten frustrierend, wenn man sie nicht verarbeitet.

Lange Zeit wurden die Frauen darauf trainiert, ihre sinnlichen Gefühle zu verbergen. Sie wurden dazu erzogen, passiv zu sein und den Mann die Initiative ergreifen zu lassen. Zwangsläufig hatten aktive Frauen starke Schuldgefühle, wenn sie sich anders verhielten. Selbstbeherrschung und nicht Sinnlichkeit war gefragt, sollte der Mann Achtung vor der Frau empfinden und sie zur Mutter seiner Kinder machen. Diesen Puritanismus, der noch Anfang des 20. Jahrhunderts herrschte, kannte man zu Beginn der Menschheitsgeschichte vermutlich nicht.

Das Verlangen der Frau

Es gibt Darstellungen aus der Jungsteinzeit, die die Deutung zulassen, die Frauen wären damals Draufgänger gewesen und hätten sich die Männer genommen, die ihnen gefielen. Vielleicht gab es dadurch zu viele Streitigkeiten um Besitzansprüche, Erb- und Eigentumsverhältnisse, die schließlich das Leben mit nur einem Partner empfehlenswert erscheinen ließen.

Wahrscheinlich, so vermuten einige Historiker, wäre die Ehe keine so dauerhafte Lebensform geworden, hätte man der weiblichen Sexualität weiterhin gestattet, sich frei zu entfalten. Um sie zu unterdrücken, wurde allgemein behauptet, eine Frau empfinde – im Gegensatz zum Mann – gar kein Verlangen nach Sex. Eine gute Frau, Hausfrau und Mutter durfte nur einer Leidenschaft nachgeben: sich den Wünschen ihres Gatten fügen und ihre Pflicht gegenüber Haushalt und Kindern erfüllen.

Die Aufklärung bestand hauptsächlich in Warnungen vor lüsternen Männern und nebulösen Beschwörungen, man müsse ›es‹ als Frau eben ertragen. Charakteristisch für die damalige Einstellung ist folgender englische Witz: Eine Tochter fragt ihre Mutter vor ihrer Vermählung, wie sie sich in der Hochzeitsnacht verhalten solle und erhält die bezeichnende Antwort: Schließ deine Augen und denke an England!

Gefühle im Bett trauten einige Wissenschaftler, die sich im 19. Jahrhundert mit Sexualität befaßten, nur Frauen aus den unteren Schichten zu. Moderne Untersuchungen räumen mit diesen Märchen auf und versuchen zu beweisen, daß gebildete Frauen auf diesem Gebiet am aufgeschlossensten sind. Ende des 19. Jahrhunderts verbreitete der einflußreiche Sigmund Freud die These, eine reife Frau erlebe den Orgasmus nur bei Eindringen des Gliedes. Hätte sie andere Bedürfnisse, sei dies ein Zeichen für eine gestörte psycho-sexuelle Entwicklung. Außervaginale Quellen erotischen Genusses hielt er für kindlich. Er vertrat die Meinung, daß der erregte Mann aggressiv werde und die sexuell stimulierte Frau sich unterwerfen müsse. Frauen, die sich anders verhielten und denen die Thesen von Freud bekannt waren, bekamen Schuldkomplexe oder geheime Ängste, sie seien unreif, pervers oder krank.

Diese wenigen Beispiele aus einer endlosen Reihe machen klar, wie schwer es Mädchen und Frauen gemacht wurde, ihre Gefühle auszuleben. Es wird auch verständlich, daß es immer noch Auswirkungen einer so lange währenden Unterdrückung gibt.

Wer Schwierigkeiten hat, sich so zu geben, wie er möchte, hat heute viele Möglichkeiten, Rat einzuholen – sei es bei Ärzten, Psychologen, Selbsthilfegruppen, Eheberatern, Büchern, Medien. Haben Sie Scheu davor, sich anderen gegenüber zu offenbaren, so ist die Ihnen schon vertraute Methode des Niederschreibens einer von vielen Wegen aus dem Dilemma. Nehmen Sie Ihr ›Sorgenbüchlein‹ heraus und schreiben Sie nieder, wie Sie sich in Liebesdingen verhalten. Hier einige Beispiele:

- Sie tun ›es‹ nur, weil Sie Angst haben, daß ›er‹ sich sonst einer anderen Frau zuwendet;
- Sie knipsen das Licht aus, weil Sie sich so häßlich vorkommen, nachdem Sie zugenommen haben;
- Sie täuschen Erregung vor, nur um ›ihn‹ glücklich zu machen;
- Sie suchen die Schuld bei Ihrer vermeintlichen Unattraktivität, wenn der Partner nicht dauernd in Stimmung ist;
- Sie lassen ihn nicht Ihren ganzen Körper liebkosen, weil Sie befürchten, nicht gut genug zu duften;

- Sie erlauben ihm sexuelle Praktiken, die Ihnen zuwider sind, nur um ›ihn‹ an sich zu fesseln;
- Sie verstehen nicht, daß er ausgerechnet Sie liebt und sind davon überzeugt, daß er Sie nur im Bett gut findet.

Denken Sie über Lösungen nach und formulieren Sie Ihre Wünsche und Ängste schriftlich. So werden Sie sich klar darüber, was Sie wirklich möchten. Trainieren Sie Ihr Selbstbewußtsein. Machen Sie sich klar, daß Sie sich selbst liebenswert finden müssen, um auch von Ihren Mitmenschen anerkannt und geliebt zu werden. Bleiben Sie sich selbst gegenüber dennoch kritisch.

Wenn Sie der Meinung sind, ein paar Pfunde weniger wären vorteilhafter, dann stellen Sie eben Ihren Ernährungsplan auf leichtere Speisen um. Aber tun Sie es nicht nur, weil schlank gerade ›in‹ ist oder Ihr Liebster einmal eine abfällige Bemerkung über Mollige machte.

Bemühen Sie sich, auch im Bett einmal ›nein‹ zu sagen, wenn Ihnen nicht nach Sex ist. Erklären Sie Ihr Verhalten liebe- und rücksichtsvoll, damit Ihr Liebster nicht das negative Gefühl bekommt, die Ablehnung habe mit ihm zu tun.

Sind Sie vordringlich damit beschäftigt, ihm zu gefallen und denken Sie, wenn man dem Partner nicht das Gefühl der Befriedigung gibt, habe man versagt, so konzentrieren Sie sich zu sehr auf seine Reaktionen und nicht auf Ihren eigenen Genuß und Ihre Gefühle.

Das Problem ist, daß Sie sich schon wieder auf der Suche nach Anerkennung selbst verleugnen. Je mehr Ihnen der Partner bedeutet, um so wichtiger ist für Sie die Bestätigung durch ihn. Haben Sie schon einmal daran gedacht, daß er ähnlich empfinden könnte und da er auf die Dauer merkt, daß Sie sexuell nicht zum Zuge kommen, die Schuld bei sich sucht? Er fühlt sich als Versager, als miserabler Liebhaber und wendet sich aus Enttäuschung darüber von Ihnen ab.

Es wäre so wichtig, daß beide Betroffenen sich aussprechen, um die Beziehung zu retten. Warum fällt das so schwer? Aus Angst, mißverstanden oder gar abgelehnt zu werden? So ziehen viele Frauen schon seit Jahrhunderten bei sich die Bremsen aus falsch verstandener Rücksicht an, anstatt in eine erlaubte und wohlige Entspannung zu sinken und dem anderen das Gefühl zu geben, der ideale Liebhaber für sie zu sein.

Für viele Menschen kann Intimität eine erschreckende und riskante Erfahrung sein. Wir haben heute weitgehend gelernt, darüber zu reden, aber viele sind doch gehemmt, wenn es von der Theorie zur Praxis geht. Echtes Zusammensein erfordert die Bereitschaft, Gefühl zuzulassen und mitzuteilen, aufrichtig zu sein, Verletzungen und Abhängigkeiten zu riskieren.

Je mehr Sie in sich selbst ruhen, um so mehr können Sie dem anderen geben. Und Sie sind nicht verloren, gerät die Beziehung in eine Krise. Ein Gespräch zu beginnen und in Gang zu halten, ist eine natürliche Begabung der Frau. Bringt sie es fertig, im Schlafzimmer ganz beiläufig über ihre Lust, zärtliche Gefühle, geheime Wünsche und Ängste zu reden, kann eine ungezwungene, heitere, glückliche Atmosphäre entstehen, die Hemmungen verbannt und Verkrampfungen löst.

Reden kann auch Gold sein ...

Brechen Sie doch, falls es für Sie beide der richtige Weg ist, das nur von Keuchen unterbrochene dumpfe Schweigen, das immer noch in Schlafzimmern herrscht. In der Liebe kann Schweigen Silber und Reden Gold sein! Das wunderbare Gefühl, das zärtliches Streicheln auf nackter Haut auslöst, kann Sie in die Kindheit zurückversetzen. Sie fühlen sich geborgen, schmiegen sich an den Partner, längst vergessene, verdrängte Bilder tauchen auf. Sie beginnen zu erzählen, erinnern sich, gehen zurück zu kindlichen Erlebnissen, die Sie vielleicht unbewußt blockieren und bedrücken. Durch Ihre Worte wird Ihnen vielleicht erst klar, daß sie eine Schlüsselbedeutung für Ihr Verhalten haben.

Die Verarbeitung beginnt, Blockaden verschwinden, Sie reagieren freier, die Vereinigung gelingt wie im Spiel, die Erfüllung ist kein Traum. Nun ist es nicht mehr schwierig, Wünsche zu formulieren, Lust zu lenken. Haben Sie sich einmal aus- und ›eingesprochen‹, fallen Ihnen die stimulierenden Worte ganz unbewußt beim Liebesspiel ein. Sie vergessen, den Partner angespannt auf seine Reaktionen zu beobachten. Immer mehr werden Sie über sich und Ihre erotischen Vorstellungen preisgeben und dem Liebhaber das Gefühl vermitteln, daß Sie eine aktive Frau sind, mit der es Spaß macht, zu leben und zu lieben. Sagen Sie ihm doch, wie gut er riecht, wie aufregend sich seine Haut anfühlt, wie stark sein Glied ist, wie gern Sie so mit ihm zusammenliegen oder was immer Ihnen in solchen schönen Augenblicken noch in den Sinn kommt.

Kinder sind im allgemeinen viel sinnlicher als Erwachsene, denen man beibrachte, körperliche Gefühle zu unterdrükken. Haben die Gespräche Ihnen nicht genügend geholfen, Ihre ursprüngliche Natürlichkeit wenigstens zum Teil wiederzufinden, versuchen Sie es doch einmal mit einer anderen Methode: Sie kennen jetzt Ihre Sexualorgane, deren Aufgaben und Reaktionen. Entdecken Sie nun, was Ihnen wohltut, Vergnügen und Genuß bereitet sowie Ihr körperliches Selbstbewußtsein stärkt.

Gehen Sie auf die Reise

Reservieren Sie Zeit für sich. Niemand darf Sie stören. Ziehen Sie sich aus und legen Sie sich ins Bett oder aufs Sofa. Dekken Sie sich mit einer leichten Decke zu, falls Ihnen kalt wird. Tasten Sie Ihr Gesicht ab, bewegen Sie Ihre Hände und Finger langsam und sanft. Fühlen Sie die Knochen des Schädels, den Knorpel der Nasenspitze, zeichen Sie die Augenbrauen nach, streichen Sie über Ihr Haar. Merken Sie sich Ihre Reaktionen. Was fühlen Sie, wenn Sie Ihre Ohren berühren? Wie empfindlich ist Ihr Hals? Lassen Sie die Finger tiefer gleiten. Wie fühlt sich Ihre Haut an und wie reagiert sie?

Überlegen Sie, wie gut die Proportionen zusammenpassen und was Ihr Körper alles leistet. Vergessen Sie, daß Sie Ihre Arme zu dicken finden und Ihre Beine zu kurz. Atmen Sie tief durch und entspannen Sie sich. Freuen Sie sich, daß Sie denken, fühlen, reden, sehen, gehen, sich bewegen können. Seien Sie für Ihre körperlichen Vorzüge dankbar. Versuchen Sie, Harmonie mit sich zu erreichen, sich in positiver Weise zu sehen. Tasten Sie Ihre Haut nach besonders sensiblen Stellen ab. Wie reagieren Ihre Brüste auf Eigenberührung? Die Innenseiten der Schenkel? Genießen Sie wohlige Empfindungen. Tun Sie, was Ihnen gefällt und gut tut. Mit der Zeit entdecken Sie so Ihre erogenen Zonen – die Stellen, deren Berührung Sie erregt. Sie werden merken, daß einige Sie schon bei leichter Berührung in Schwingungen versetzen, andere möchten härter angefaßt werden. (Wenn Sie diese Ergebnisse Ihrer Nachforschungen dem Partner vermitteln – durch Worte oder sanftes Führen seiner Hände – werden Sie beide Freude daran haben.)

Reagieren Sie ungeduldig oder immer noch verkrampft, so stellen Sie sich einfach unter die Dusche und lassen beim Rieseln von warmem Wasser Ihre Hände über Ihren Körper gleiten. Oder Sie machen sich ein wohlriechendes Schaumbad und schicken Ihre Finger auf Entdeckungsreise, während Sie sich der wohltuenden Wirkung des Wassers überlassen. Beim Einreiben mit Öl bzw. einer Körperlotion läßt sich auch so manches Geheimnis Ihres Körpers entschlüsseln, das vielleicht seit Ihrer Kindheit unentdeckt blieb.

Halten Sie diese Erkundungen für unnötige Zeitverschwendung? So denken Sie doch einmal darüber nach, wie viel Mühe und Zeit Sie darauf verwenden, ein Festessen auf den Tisch zu bringen. Selten gelingt ein gutes Gericht auf Anhieb. Es bedarf schon einiger Übung, bis die Zutaten so aufeinander abgestimmt sind, daß ein optimales Ergebnis erzielt wird.

Ist ein gutes Essen etwa kein sinnliches Vergnügen? Es erscheint als ganz normal und sogar ein Zeichen von großer Kultiviertheit, stundenlang darüber zu reden, sich gute Ratschläge einzuholen bzw. sie zu geben. Warum sollte es bei einem so komplexen Vorgang wie der lustvollen Vereinigung von zwei Menschen keine aufwendigen Vorbereitungen geben, um einen besonderen Genuß zu erzielen? Was ist daran verboten, pervers oder ungewöhnlich?

3. Kapitel

Der männliche Organismus und seine Reaktionen

Eine Frau, die Erfüllung finden will, sollte nicht nur ihren eigenen, sondern auch den Körper des Mannes kennen. Dieses Kapitel dient dem Kennenlernen und soll helfen, Vorurteile abzubauen.

Ein bißchen Anatomie

Im Gegensatz zu den weiblichen liegen die männlichen Geschlechtsorgane zum größten Teil außerhalb des Körpers. Glied und Hodensack sind die wichtigsten erogenen Zonen des Mannes und reagieren schon auf leichte Berührung. Sein Körper ist – von Ausnahmen abgesehen – größer, muskulöser und schlanker als der weibliche. Breite Schultern und ein kleiner, fester Po wirken meist attraktiv auf Frauen. Das Glied, besonders im eregierten Zustand, hat immer noch für viele etwas Bedrohliches, Furchterregendes, Gewalttätiges. Das mag zwar teilweise an einer strengen Erziehung liegen, aber auch an mangelnder Aufklärung über Reaktionen und Funktionen des männlichen Organismus. Es kann nur von Vorteil für Ihr Liebesleben sein, wenn Sie nicht nur Ihren eigenen Körper, sondern auch den des Partners kennen.

Die männlichen Geschlechtsorgane bestehen aus Glied, Hoden, Nebenhoden, Samenleiter, Vorsteherdrüse und Bläschendrüsen. Das Glied, auch Penis oder Phallus genannt, wird aus Wurzel, Schaft, Vorhaut sowie Eichel gebildet. Ebenso wie Form und Größe jeder Vagina variieren, gibt es auch große Unterschiede bei den männlichen Geschlechtsorganen.

Größe, Länge und Stärke lassen aber keine Rückschlüsse auf Potenz oder Liebeskünste zu. Bei sexueller Erregung tritt eine Gliedversteifung ein. Der Penis richtet sich auf und vergrößert sich mindestens auf das Doppelte. Schwellkörper, in denen sich Blut staut, sorgen für Aufrichtung und Versteifung. (Ein herunterhängender Penis könnte nicht in die Vagina eindringen.) Das vordere verdickte Ende des Gliedes, die Eichel, ist mit einem ringförmigen Hautlappen, der Vorhaut bedeckt. Sie ist groß genug, um sich dem Phallus bei Erregung anzupassen; sie ist auf der Unterseite der Eichel durch das sogenannte Vorhautbändchen befestigt. Die Eichel (wissenschaftlich Glans) ist das Gegenstück zum Kitzler der Frau. Sie ist mit Schwellkörpern sowie sehr empfindsamen Nervenenden ausgestattet und reagiert bei Berührung besonders lustvoll. Im Erregungszustand schiebt sich die Vorhaut zurück und die Eichel wird freigelegt. Die Wurzel verbindet den männlichen Unterleib mit dem Schaft des Gliedes.

Die beiden gegen Verletzungen sehr empfindlichen Hoden (Testes), die ebenfalls frei zwischen den Beinen pendeln, werden durch den Hodensack (medizinisch Scrotum) geschützt. Sie haben eine ovale Form und sind unterschiedlich groß.

Der linke Hoden ist meist etwas umfangreicher und hängt etwas tiefer. Auch die Hoden sind ein Lustzentrum und von zahlreichen feinen Nerven und Blutgefäßen durchzogen. In ihrem Inneren befinden sich winzige Läppchen, die gewundene Samenkanälchen enthalten. In die Länge gezogen, ergäben sie eine Strecke von 250 bis 300 m. In ihnen wird das männliche Sexualhormon Testosteron, der Samen, sowie eine zähe Flüssigkeit zum Schutz und zur Ernährung der Samenfäden erzeugt. Die Samenkanälchen vollenden ihre Entwicklung erst während der Pubertät, in der sie auch mit ihrer Produktion beginnen.

Die Samenzellen werden durch Muskelbewegungen aus den Hoden in die Nebenhoden weiterbefördert und dort gespeichert. Sie befinden sich am Hinterrand der Hoden. Der

Samenleiter (Ductus deferens) oder Samenstrang liegt gepaart im Inneren des männlichen Unterleibes. Er ist die Fortsetzung des stark gewundenen, etwa vier Meter langen Nebenhodenganges, kann sich zusammenziehen und so die männlichen Samen (Spermien) vorwärtsbewegen. In den 40 bis 60 cm langen Samenleiter münden die Bläschendrüsen oder Samenblasen. Sie stellen den größten Teil der Samenflüssigkeit her, die für Stoffwechsel und Beweglichkeit der Spermien verantwortlich sind. Die Vorsteherdrüse, auch Prostata genannt, ist ein walnußgroßes Organ und liegt an der hinteren Harnröhre. Ihren Namen verdankt sie der Tatsache, daß sie – vom Damm aus betrachtet – vor der Blase steht. Sie besteht aus 40 bis 50 Einzeldrüsen und sondert ein milchiges, alkalisches Sekret in die Harnröhre ab, das sich bei der Samenausstoßung mit dem Samen vermischt. Diese Drüsenabsonderung gibt der Samenflüssigkeit den typischen Geruch. Die Samenblasen sitzen an der Rückseite der Vorsteherdrüse und münden ebenso wie sie in die Harnröhre. Einmal hier angelangt, hat die Samenflüssigkeit ihre endgültige Zusammensetzung: Samenfäden aus den Hoden, Absonderungen der Vorsteherdrüse und der Bläschendrüsen.

Bei vielen Völkern ist es aus religiösen Gründen üblich, die Vorhaut operativ zu entfernen. Dieser Eingriff kann in früher Kindheit, aber auch in späterem Alter erfolgen. Er wird auch aus gesundheitlichen oder hygienischen Gründen durchgeführt.

Beim beschnittenen Mann kann sich – im Gegensatz zum unbeschnittenen – kein Talg (Smegma) zwischen Vorhaut und Eichel bilden oder Schmutz festsetzen. Im allgemeinen wird die Empfindlichkeit der Eichel durch die Entfernung der Vorhaut nicht beeinträchtigt. Als Phimose bezeichnet man eine relativ starke Verengung der Vorhaut. Sie kann entweder gar nicht oder nur teilweise bewegt werden. Diese Störung entsteht durch eine Verklebung zwischen Vorhaut und Eichel im dritten bis vierten Entwicklungsmonat des Embryos und löst sich in vielen Fällen kurz nach der Geburt. Geschieht dies nicht, muß sofort ein gefahrloser Eingriff gemacht werden, um ein schmerzloses Sexualleben zu ermöglichen.

Manneschwäche

Impotenz, im Volksmund auch Manneschwäche genannt, ist ein von sexuell aktiven Männern am meisten gefürchteter Zustand. Das Wort bedeutet Unfähigkeit. Man unterscheidet zwei verschiedene Arten – einmal das Unvermögen, Kinder zu zeugen, und zum anderen die Unfähigkeit, mit einer Frau zu schlafen. Ärzte bezeichnen den ersten Fall als ›Impotentia generandi‹, also als Zeugungsunfähigkeit, Unfruchtbarkeit oder männliche Sterilität, den zweiten als ›Impotentia coëundi‹, d.h. die Unfähigkeit, den Coitus (Beischlaf) zu vollziehen.

Ein zeugungsunfähiger Mann kann durchaus ein blendender Liebhaber sein, aber seine Beziehungen werden kinderlos bleiben.

Es gibt viele Gründe dafür, z.B. Erkrankungen oder Verletzungen der Nebenhoden. Die Zellschicht des Hodens kann geschädigt oder funktionslos geworden sein oder durch die Folgen einer Entzündung werden die Samenzellen nicht weiterbefördert. In den Hoden werden neben den Samen auch die männlichen Geschlechtshormone, die für die Ausbildung der Geschlechtsorgane sowie das typisch männliche Aussehen sorgen, gebildet. Während der Entwicklung des Embryos im Mutterleib liegen die Hoden noch in den Leisten und gleiten erst kurz vor der Geburt in den Hodensack. Er liegt außerhalb des Körpers, weil die sehr temperaturempfindlichen Samen durch die Wärme im Inneren des Unterleibes geschädigt werden könnten. Bei manchen Jungen bleiben ein oder beide Hoden in der Leiste. Das nennt man Leistenhoden. Sie müssen rechtzeitig behandelt werden, damit eine Zeugungsunfähigkeit vermieden wird. Auch eine Störung der männlichen Hormonproduktion kann die Ursache für Kinderlosigkeit oder sexuelles Desinteresse sein. Wie bei der weiblichen, hängt auch die männliche Fruchtbarkeit und Sexualität von Befehlen aus dem Gehirn ab. Die Hormone FSH (Follikelstimulierendes Hormon) und LH (Luteinisierendes Hormon), die in der Hypophyse gebildet werden, veranlassen die Hodenzellen zur Hormonausschüttung. Der Sammelbegriff für die männlichen Sexualhormone lautet ›Androgene‹. Das wichtigste Hormon ist das Testosteron, das für Geschlechtsreife, Sexualität und Samenbildung verantwortlich ist.

Die Hoden stellen auch das weibliche Hormon Östrogen her, allerdings in einem weit geringeren Maß als die Eierstöcke der Frau. Jede tastbare Veränderung der Hoden sollte beobachtet und vom Arzt kontrolliert werden, da sie ein Hinweis auf einen Tumor sein könnte. Es gibt verschiedene Hodentumore, deren Heilungsaussichten unterschiedlich sind. Aber auch bei dieser Art von Krebs erhöht die Früherkennung die Chancen, wieder ganz gesund zu werden.

Die Samenproduktion kann durch viele Einflüsse gestört werden. Leistungsdruck, auch auf sexuellem Gebiet, Ärger, Umweltvergiftung, Alkohol- sowie Nikotinmißbrauch, Medikamente, falsche Ernährung. Disharmonie mit der Partnerin, Erkrankungen des Gefäß- sowie Nervensystems, der Muskulatur, des Hormonhaushaltes – das alles kann zur Mißbildung der Spermien, aber auch zu Erektionsstörungen führen.

Normalerweise wird der Samen von der Pubertät an ständig produziert und reift in rund 64 Tagen in mehreren Etappen zu befruchtungsfähigen Samenzellen heran. Bei jeder Ejakulation (Samenausstoß) werden rund 350 bis 400 Millionen Samen unter großem Druck aus der Harnröhre ausgestoßen. Erfolgen mehrere männliche Orgasmen hintereinander, verringert sich die Samenzahl in der Samenflüssigkeit. Sie reicht aber immer noch aus, um eine Befruchtung zu ermöglichen. Die Harnröhre des Mannes hat eine Doppelfunktion:

Zum einen erledigt sie den Abtransport des Urins aus dem Körper, zum anderen leitet sie die Spermien nach draußen. (Das ist bei Frauen anders; ihre Harnröhre ist von der Vagina getrennt.) Die Natur hat aber dafür gesorgt, daß sich Urin und Sperma nicht miteinander vermischen. Beim Erguß schließt sich der Blasenhals, so daß sich die Blase nicht entleeren kann.

Es wird geschätzt, daß in unserem Land rund fünf Millionen Männer an einer behandlungsbedürftigen Störung ihrer Potenz leiden. Das bedeutet, daß ›Manneschwäche‹ das Ausmaß einer Zivilisationskrankheit angenommen hat, die laut Statistik noch vor dem Diabetes mellitus und der koronaren Herzkrankheit rangiert.

»Erektion ist Potenz. Potenz ist Macht, Vermögen, Können. Dieses Können muß bewiesen werden bei jedem Geschlechtsakt. Die Umkehrung: Ein Geschlechtsakt ist nur möglich bei einer ausreichenden bis vollständigen Erektion. Erektionsstörungen werden als Versagen empfunden, da die erwartete Leistung nicht erbracht werden kann. Der negative Einfluß auf die Gesamtpersönlichkeit ist leicht verständlich«, so der Münchener Androloge (Experte für Funktionsstörungen der männlichen Sexualorgane), Prof. Hermann-J. Vogt. Die Unfähigkeit zur körperlichen Liebe ist aber nicht nur das Problem des Mannes. Unter der Impotenz leiden Partnerin und Partnerschaft.

»Rauchen ist der Hauptgrund für männliche Impotenz«, das behauptet der amerikanische Forscher Irving Goldstein. Eine französische Studie unterstützt seine These. Ärzte vom ›Centre d'Etudes et de Recherche de l'Impuissance‹ in Paris untersuchten impotente Männer. Acht von zehn wiesen Schädigungen der Blutgefäße auf, die die Blutzufuhr in den Penis verhinderten oder drosselten. Als Hauptgründe machten die Mediziner Rauchen und eine zu fetthaltige Ernährung aus. Dabei waren die Patienten keineswegs im Greisenalter, sondern 20 bis 50 Jahre alt. Schuld an dem Versagen ist nicht das so oft geschmähte Nikotin, sondern Kohlenmonoxid und andere Schadstoffe aus dem Tabakrauch, die sich an den Gefäßwänden ablagern. Sie verursachen Durchblutungsstörungen und führen zu Arteriosklerose, im Volksmund Arterienverkalkung genannt. Das Raucherbein, die koronare Herzkrankheit und der Herzinfarkt sind die hier bekanntesten Folgen.

Im Penis verhindert eine Arterienverkalkung die Erektion. Er besteht aus sogenannten erektilem Gewebe, den Schwellkörpern. Drei Schwellkörperstränge durchlaufen seinen Schaft. Sie füllen sich bei sexueller Stimulanz mit Blut. Das bewirkt seine Aufrichtung, das Steifwerden und die Vergrößerung. Daß eine zu reichhaltige, hauptsächlich auf tierischen Fetten basierende Ernährung nicht nur dem Herz, sondern auch der Liebe schadet, wurde durch Untersuchungen an der amerikanischen Universität Boston bestätigt. (Dr. Kazem Azadzoi fütterte männliche Kaninchen mit besonders fetter Nahrung. Schon nach kurzer Zeit waren fast alle Rammler impotent. Der Grund: verstopfte Gefäße.)

Werden die Blutgefäße nicht mehr mit Fett und Rauch belastet, was man durch die Umstellung der Ernährung auf leichtere Kost und ›gefäßfreundliche‹ Fette mit einem hohen Gehalt an mehrfach ungesättigten Fettsäuren erreichen kann, besteht berechtigte Hoffnung auf eine Normalisierung des Liebeslebens. Ein Grund für mangelnde Lustgefühle könnte auch eine Schilddrüsenfunktionsstörung sein. Eine Reihe von klinischen Untersuchungen, allerdings nur an sehr kleinen Patientengruppen, zeigt, daß eine Behandlung mit Schilddrüsenhormonen Potenz sowie Qualität der Spermien verbessert.

Auch wenn der Beginn der Erektionsstörung auf organische Ursachen zurückzuführen ist, was ein Experte (Androloge) feststellen kann, wird die Psyche ebenfalls in Mitleidenschaft gezogen. Eine besonders wichtige Rolle beim Fortbestehen von Sexualstörungen spielt das ›Vermeidensverhalten‹, so der Münchner Psychiater und Sexualforscher, Prof. Dr. Götz Kockott. Menschen, die mehrfach sexuelles Versagen erlebt haben, verlieren die Lust an der Sexualität und wollen keine Sexualkontakte mehr aufnehmen. Auf diese Weise versuchen sie, die Blamage erneuten Versagens zu vermeiden. Prof. Kockott schildert diesen Mechanismus folgendermaßen: »Aus irgendeinem Grund, wie berufliche oder private Sorgen oder sonstige störenden Ereignisse, bleibt die weitergehende Erregung aus, ein Geschlechtsakt kommt nicht zustande. Die Verhaltenskette endet unangenehm, meistens mit Anspannung und Enttäuschung, also mit einer negativen Reaktion. Bei wiederholten Versuchen läßt die Angst vor diesem unangenehmen Ende keine sexuelle Erregung mehr aufkommen, da Angst ein Antagonist sexueller Erregung ist. Damit ist der Teufelskreis der Selbstverstärkung geschlossen: Versagensängste halten die Sexualstörung aufrecht. Der Partner erlebt die sexuelle Situation ebenfalls enttäuschend. Diese Enttäuschung steigert wiederum die Angst des Patienten vor dem Versagen. Um der sehr belastenden Situation aus dem Wege zu gehen, wird der Patient Sexualität zunehmend vermeiden.«

Während die Medizin große Fortschritte bei Frauen, denen ein Kind versagt blieb, machte, wurde der Unfruchtbarkeit und Erektionsschwäche des Mannes weniger Beachtung geschenkt. Immer mehr setzt sich neuerdings die Auffassung durch, daß Männer auf diesem Gebiet vielleicht noch sensibler reagieren als Frauen. Anläßlich der wachsenden Zahl von Potenzschwierigkeiten werden in der Diagnostik und Behandlung neue erfolgversprechende Methoden erprobt. Meist wird neben der Beseitigung organischer oder hormoneller Ursachen auch eine psychotherapeutische Beratung empfohlen. In vielen Fällen hat sich eine Partnertherapie bewährt. Bei anatomisch-organischen Veränderungen der männlichen

Geschlechtsorgane sind Operationen möglich, z. B. zur Wiederherstellung der Durchblutung. Auch eine Schwellkörper-Injektionstherapie mit gefäßaktiven Substanzen sowie Hormonpräparate und andere stimulierende Medikamente können zum gewünschten Erfolg führen.

Liebes-Sorgen

Auch wenn ein Mann keine Potenzschwierigkeiten kennt, so kann ihn doch eine große Sorge bei der Liebe plagen – die Frau zum Höhepunkt zu stimulieren, bevor er selbst die Erfüllung erlebt. Die Vorstellung vom guten Liebhaber, der seine Erektion möglichst lange hält oder mehrmals hintereinander ›kommt‹, spukt in sehr vielen Köpfen. Dabei ziehen viele Frauen ein zärtliches Vorspiel mechanischer Technik vor.

Es trifft zu, daß ein Mann, der seinen Körper nicht beherrscht, meist viel schneller zum Höhepunkt kommt als eine Frau. Vor der ›Entladung‹ steht er unter großem Druck, erlebt sie in einem kurzen, rauschhaften Moment und sinkt in ein Gefühl der Befreiung und Erschöpfung. Viele Frauen sind zu diesem Zeitpunkt zwar sexuell erregt, haben aber ihr Glücksgefühl noch nicht erreicht oder möchten eine Wiederholung. Bemerken Männer ihre Enttäuschung, werden sie sich leicht als Versager oder schlechte Liebhaber und in ihrer Männlichkeit verletzt fühlen.

So manche Partnerin möchte ihren Liebsten schonen und spielt ihm deshalb einen Orgasmus vor. Das Täuschmanöver gelingt auch meist, denn er kann nicht feststellen, ob sie tatsächlich einen Orgasmus hatte. Das ist nur durch eine wissenschaftliche Untersuchung unter Zuhilfenahme von Geräten möglich, die Blutdruck, Puls, Gehirnströme und Kontraktionen der Vagina messen. Auch bei Männern ist die Reaktion nicht immer eindeutig und wie bei Frauen ganz unterschiedlich. Einige bleiben still und zeigen keinerlei Anzeichen von Entspannung. Andere stöhnen, zeigen unkontrollierte Muskelzuckungen oder klammern sich am anderen fest.

Auch eine Frau merkt nicht, wenn der Samen in ihre Vagina fließt, denn der hintere Teil des weiblichen Geschlechtsorgans ist arm an sensiblen Nervenenden. Ein Anzeichen ist das Pulsieren des Penis oder ein leichtes Anheben der Hoden, was man mit der Hand prüfen kann.

Was die Statistik sagt

75 von 100 Amerikanern erleben ihren Höhepunkt innerhalb von zwei Minuten nach dem Eindringen. Nur acht bis neun Amerikanerinnen haben mehr als einen Orgasmus, meist sind es nicht mehr als zwei oder drei hintereinander. Dr. Irene Kassorla, bekannte amerikanische Psychologin und Sexualtherapeutin, berichtet in ihrem Buch ›Nette Frauen tun es‹ von einigen Patientinnen, die nach einer Behandlung in ihrer Praxis sehr viele Orgasmen hintereinander erlebten (bis zu 100 und sogar mehr). So ein gewaltiger Mehrfach-Orgasmus ist sicher nicht nötig, um das Gefühl der Befriedigung zu erreichen. Im Gegenteil, manche Frauen mögen es nicht, wenn sie nach ihrem ersten Höhepunkt weiter stimuliert werden. Auch der jahrelang propagierte gleichzeitige Orgasmus ist zum Glück nicht notwendig.

Wichtig ist, daß beide sich zu verstehen geben, was sie gerne mögen und wie ihre Lust gesteigert werden kann. Ehrlichkeit, auch im Bett, bewährt sich auf die Dauer mehr als Vortäuschung sexueller Wonnen. Natürlich ist es ganz entscheidend, daß man den anderen nicht verletzt, sondern sein Selbstbewußtsein stärkt. Schimpfworte nach einem mißglückten Liebesspiel können die zärtlichen Gefühle in Abneigung verwandeln, Wut und Tätlichkeiten herausfordern. Selbst wenn es zuträfe, daß Männer ›immer nur das eine wollen‹ – immer können sie es (im Gegensatz zu den Frauen) nicht.

Falls deutsche Männer oder ihre Frauen eine Bestätigung durch Zahlen benötigen, so hat die Hamburger Diplom-Soziologin Renate Noelle dafür gesorgt: »Die Deutschen sind offenbar nicht so schnell wie die Amerikaner«, meint sie. Nach ihren Untersuchungen brauchen 27,7 Prozent der deutschen Männer fünf bis zehn Minuten bis zum Höhepunkt, 18,5 Prozent halten zehn bis 15 Minuten durch, 12,8 Prozent sogar 15 bis 30 Minuten. 15,4 Prozent schaffen es in einer bis fünf Minuten. Wie bei den Männern braucht auch die Mehrzahl der deutschen Frauen fünf bis zehn Minuten, bis sie das sexuelle Hochgefühl erleben (29,9 Prozent), eine bis fünf Minuten benötigen 23,8 Prozent. Bei 17,9 Prozent dauert es zehn bis 15 Minuten und 12,8 Prozent 15 bis 30 Minuten. Ginge es nur nach diesen Zahlen, müßte es in unserem Lande viele auf diesem Gebiet gut eingespielte Paare geben.

4. Kapitel

So wird die Liebe schöner

Erfolg in der Liebe – Erfolg im Leben

Der größte Erfolg, den eine Frau im Leben haben kann, ist nicht der Präsidentensessel in der Chefetage, die Villa am Meer oder die Hauptrolle in einem Hollywood-Reißer, was zugegebenermaßen auch sehr angenehm sein kann – der größte Erfolg ist eine erfüllte Liebesbeziehung. Jeder weiß, daß man für einen dauerhaften Erfolg hart arbeiten muß. Um beruflich weiterzukommen und auch materiell gut dazustehen, belegt man Kurse, büffelt nach Feierabend, verzichtet auf Freizeit, Privatleben und Urlaub. Was aber wird unternommen, um in der Liebe Erfolg zu haben?

Im Gegensatz zu dem Überangebot an Bildungsmöglichkeiten sind die Anleitungen für ein glückliches Zusammenleben sehr bescheiden. Erst wenn Beziehungen zu scheitern drohen oder bereits zu Ende sind, werden im allgemeinen Beratungsstellen, Selbsthilfegruppen oder Therapeuten um Rat gebeten und tätig. Wie viel Leid könnte Frauen erspart bleiben, wären sie auf Krisen innerhalb der Familie besser vorbereitet und könnten entsprechend umsichtig handeln. Es gibt kein Patentrezept für privates Glück, und jeder muß selbst seine guten wie schlechten Erfahrungen machen, um daraus zu lernen. Aber es gibt eine Binsenweisheit, und die lautet: Niemandem fällt auf die Dauer eine glückliche Partnerschaft in den Schoß!

Ebensowenig wie es sich eine karrierebewußte Frau im Beruf leisten kann, Desinteresse anstatt Engagement zu zeigen, kann sie erwarten, daß es um ihre Beziehung zum Besten steht, wenn sie nichts dafür tut. Es mag paradox klingen, aber es stimmt: Je mehr eine Frau auch etwas für sich selbst tut, für ihr Äußeres, ihre Gesundheit, ihr Weiterkommen, ihr Wissen, um so positiver kann sich das auf eine Partnerschaft oder das Familienleben auswirken.

Eine selbstbewußte Person wird bei einem Streit viel gelassener reagieren als eine verunsicherte. Mit vielseitigen Interessen ist man eine bessere Gesprächspartnerin, die auch mithalten kann und wird, wenn Männer über ihre Belange sprechen. Eine finanziell unabhängige Frau muß nicht aus Geldgründen in einer Beziehung ausharren, die schon zu Ende ist.

Beruhigend auch für den Mann einer selbständigen Frau: Er hat das gute Gefühl, daß sie nicht hilflos ist, wenn er, aus welchem Grund auch immer, nicht mehr für sie da sein kann. Nicht nur der Partner, auch die Kinder profitieren von Müttern, die trotz der Flut der täglichen Aufgaben noch einen Freiraum für sich selbst schaffen.

Zu diesem Freiraum gehört auch eine erfüllte Sexualität, die weit mehr sein sollte, als die so oft zitierte eheliche oder partnerschaftliche Pflichterfüllung. Studien in den verschiedensten Ländern zeigen, daß es in einer glücklichen Verbindung vor allem auch in sexueller Hinsicht klappt. Partner, die Konflikte und lautstarken Streit im Bett beilegen können, haben die Chance, sich ohne Groll und neu zu begegnen. Manche Psychologen sind der Ansicht, daß die körperliche Vereinigung eine Art Nahkampf sei, bei der die Geschlechter ihre Waffen wetzen. Gibt es dabei weder Besiegte, Verwundete, noch Sieger, sondern nur Selige, läßt sich gegen diese Art von Kampf wohl nichts einwenden. Ist die Frau in Sachen Sex ein ebenbürtiger ›Gegner‹, kann aus dem ›Kampf‹ ein wunderbares Spiel werden, weil sie den Mann herausfordert und nicht von vorneherein Unterlegenheit signalisiert.

In einer Zeit, in der die sexuelle Vereinigung vor allem der Lust und Liebe gewidmet ist und nicht in erster Linie der Zeugung und Geburt von Nachkommen, kann sie als eine hochentwickelte Form individuellen und gefühlsmäßigen Erlebens praktiziert werden, die jedem Geschlecht gerecht wird. Zur körperlich einfachen Funktion kommen zusätzliche Elemente wie Spaß und Spiel, Lachen, Gespräch, Öffnung, Phantasie.

Die Übereinstimmung auf sexuellem Gebiet ist der Kitt, der viele Verbindungen zusammenhält. Partnerschaften, in denen diese ›Klammer‹ nicht gegeben ist, sind eher gefährdet. Die meisten Scheidungs- und Trennungsursachen haben ihren Ursprung in mangelnder sexueller Harmonie, wie immer auch Betroffene und Scheidungsanwälte das Scheitern der Verbindung formulieren mögen.

Trimm dich für die Liebe

Um schlank und gesund zu bleiben, nehmen Sie allerhand Mühen auf sich, treiben Sport, gehen schwimmen, machen gymnastische Übungen. Und was tun Sie, um im Bett eine gute Figur zu machen? Man sollte seinen Körper auch für die Liebe fit machen.

Unbenutzte Muskeln verlieren an Stärke, Ausdauer, Beweglichkeit. Wir alle wissen, daß unsere vorwiegend sitzende Tätigkeit einen ständigen Verlust an Gesundheit und Bewegungskapazität mit sich bringt. Auch unser Sexualleben ist davon betroffen. Guter Sex ist eine Art Hochleistungssport. Menschen, denen es an Muskelkraft, Geschmeidigkeit und Ausdauer fehlt, können keine guten Sexpartner sein. Ohne körperliche Fitneß lassen sich aus dem Stand heraus keine erstklassigen Leistungen erbringen. Während der ersten Phasen der sexuellen Erregung steigt der Puls von 70 bis 80 Schlägen pro Minute auf 90 bis 100. Kurz vor dem Orgasmus kann der Puls auf 130 klettern, während des Höhepunktes sogar bis 150. Wissenschaftliche Untersuchungen, die im Nationalen Gesundheitsinstitut der USA durchgeführt wurden, zeigen, daß während des Aktes die Herzschläge von 70 bis zu 192 innerhalb von weniger als sechzig Sekunden ansteigen und sich die Atemzüge verdreifachen. Eine Steigerung wie bei großen sportlichen Leistungen! Kein Trainer würde einem ungeübten Sportler erlauben, sich ohne Vorbereitung solchen Anstrengungen auszusetzen.

Was ist eigentlich ein Orgasmus?

Der Orgasmus ist der Höhepunkt der sexuellen Lustempfindung bei der Frau wie beim Mann. Bei ihm ist er mit dem Samenausstoß verbunden. Meist kommt ein Mann bei jedem Koitus zum Orgasmus, während die Frauen dabei größere Schwierigkeiten haben. Sie brauchen länger, um den Höhepunkt zu erreichen. Dafür können sie - im Gegensatz zum Mann - viele Orgasmen hintereinander erleben (etwa acht bis neun von hundert Frauen schaffen das). Im allgemeinen zieht sich beim Höhepunkt der vordere Teil ihrer Scheide fünf- bis achtmal zusammen. Ein schwacher Orgasmus hat weniger als fünf, ein starker bis zu zwölf Kontraktionen.

Bei sexueller Erregung schwellen die Genitalien an und werden sehr reizempfindlich. Durch die rhythmische Reizung der Klitoris, bei vielen Frauen auch der Scheide und des Muttermundes, kommt es zu ähnlichen Kontraktionen des Afterschließmuskels wie beim Mann. Dabei verändert sich die Lage der Gebärmutter und die sogenannten Zervikalsekrete, eine Drüsenabsonderung, werden frei. Der von den Sexualorganen ausgehende Nervenreiz breitet sich dabei über das Rückenmark auf den ganzen Körper aus. Er vermittelt ein Gefühl des Glücks, der vollkommenen Einheit und Harmonie mit dem Partner.

Geht die Erregung hauptsächlich von der Klitoris aus, spricht man von einem Klitorisorgasmus. Eine überwiegend von der Vagina herrührende Erregung führt zum sogenannten Vaginalorgasmus, der im allgemeinen nicht so häufig vorkommt.

Auf die Muskeln kommt es an

Keinerlei moralisches, gefühls- oder vernunftmäßiges Denken kann an der Tatsache etwas ändern, daß es sich bei der Vereinigung um einen körperlichen Akt handelt, der eine koordinierte Muskeltätigkeit erfordert. Es stimmt, daß geistige und gefühlsmäßige Beziehungen dabei eine Rolle spielen, aber der Akt selbst geht vom Körper aus und alles, was dabei geschieht, hängt ganz entschieden von Ihren trainierten Muskeln ab. Ohne Muskeln kann es keine Bewegung geben und ohne Bewegung käme das Liebesspiel nicht zustande. Fast alle Muskeln, die mit dem Liebesakt zu tun haben, sind auch an anderen körperlichen Tätigkeiten beteiligt. Deshalb hat ihre Verkümmerung infolge Brachliegens durch unsere moderne Lebensweise eine negative Wirkung auf unsere sexuellen Fertigkeiten.

Immer mehr Frauen klagen über Rückenschmerzen. Die Ursachen sind vielfältig, unter anderem auch durch Haltungsschäden bedingt. Kein Mensch mit einem ›lahmen Kreuz‹, das vom ständigen Sitzen und Bewegungsmangel geschwächt ist, wird ein guter Sexpartner sein. Eine weitere Beeinträchtigung des Liebeslebens rührt daher, daß viele von uns zu viel Gewicht mit sich herumschleppen. Unglücklicherweise haben die Folgen von zu gutem Essen und Bewegungsmangel die Tendenz, sich an Hüften und Bauch bemerkbar zu machen. Meist setzen sich die Fettröllchen zuerst am Unterleib fest. Mangel an Biegsamkeit in der Körpermitte, Erschlaffung der Unterleibsmuskulatur, Verspannung der Rückenmuskeln sind die Folgen. Übergewicht fördert auch Herz- und Kreislaufleiden.

Dadurch kann der Aktionsbereich, der beim Sex eine große Rolle spielt, eingeschränkt werden. Dazu kommt noch, daß sich übergewichtige Menschen nicht übermäßig gern bewegen. Sie werden sich in den meisten Fällen auch nicht als feurige Liebhaberinnen hervortun oder Männer zu Höchstleistungen anspornen können. Kaum ein Mann findet eine Frau sexuell attraktiv, die eine schlaffe, unproportionierte Figur hat. Keine Ehefrau und vor allem kein Ehemann, auch wenn sie ihre Partner noch so sehr lieben und glücklich miteinander sind, ist blind gegen den Charme und die Schönheit von Personen des anderen Geschlechts. Unbewußt werden wir alle von Menschen angezogen, die zu unserer Vorstellung von Liebe und Sexualität passen. Ständig sind wir durch die Medien und unsere Umwelt mit Menschen konfrontiert, die dem jeweiligen äußeren Idealbild entsprechen und als äußerst begehrenswert erscheinen. Besitzt eine Frau genug Selbstvertrauen, wird sie diesen ständig wechselnden Vorbildern nicht nacheifern oder sich gar damit vergleichen. Aber sie ist gut beraten, wenn sie ihr Äußeres von Zeit zu Zeit kritisch überprüft. Es ist viel leichter, die ersten fünf Kilo Übergewicht abzubauen, als mit zehn Kilo zuviel fertig zu werden. Und sie sollte es für sich selbst und von sich aus tun und nicht, weil ihr der Arzt dazu riet oder sie um die Treue ihres Partners fürchtet. Läßt die Spannung im Bett nach, so muß dies nicht ein Anzeichen für nachlassendes Interesse sein. Es kann doch auch zutreffen, daß es an der mangelnden körperlichen Fitneß liegt.

Zu Beginn einer Beziehung sind Frau wie Mann im Überschwang der Gefühle zu Hochleistungen (und Verstellungen) aller Art fähig und willig. Kennt man sich länger, so kehrt man meist ganz unbewußt zum alten Schlendrian zurück: »Man läßt sich gehen.« Diesen Anfängen sollte man wehren, damit nicht allzuschnell Gewohnheit, Langeweile, Einerlei die Beziehung auffrißt. Mit zunehmender Vertrautheit bemerkt man auch die Fehler des geliebten Menschen. Zunächst scheut man sich, mit ihm darüber zu sprechen. Bis man es eines Tages dann ganz unkontrolliert herausschreit. Meist reagiert der

Partner fassungslos: »Warum hast du mir das nie gesagt?« Wenn Sie es nicht fertigbringen, warum greifen Sie dann nicht zu einer kleinen List? Schreiben Sie einfach auf ein Zettelchen, was Sie nicht ausstehen können und lassen Sie diesen Zettel einfach liegen …

Und vielleicht finden Sie eines Tages auch einen Zettel. Ein verblüffend einfaches System, das – funktioniert es – mithilft, die Liebe zu erhalten oder sogar schöner zu machen.

So halten Sie sich körperlich auf der Höhe

Die Praxis zeigt immer wieder, daß die meisten guten Vorsätze an den Zwängen des Alltags scheitern, vor allem am Mangel an Zeit. Die vielen sportlichen Geräte, die unsere sitzende Tätigkeit kompensieren sollen, stehen meist schon kurz nach dem Kauf als Staubfänger in der Ecke. Die täglichen zehn Minuten, die man morgens für Gymnastik reservierte, räkelt man sich dann doch lieber noch im Bett herum. Feste Stunden für regelmäßige Kurse oder einen Sportklub, lassen sich oft beim besten Willen nicht erübrigen. Bleibt nur die Möglichkeit, einige Fitneßübungen in den Tagesablauf einzubauen.

Hier sind einige Übungsvorschläge, um die vernachlässigten und daher erschlafften Muskeln, die bei der körperlichen Vereinigung gefordert werden, zu stärken:

Die Schließmuskeln, die das Urinieren und die Darmentleerung regulieren, sind die gleichen, die dafür sorgen, daß Sie einen Orgasmus bekommen. Erst mit rund zwei Jahren ist der Schließmuskel im After so weit entwickelt, um auf einen Befehl des Gehirns, sich zu öffnen oder zu schließen, richtig reagieren zu können. Viele Eltern wissen das nicht und versuchen, ihren Kindern so früh wie möglich die Kontrolle über ihre Ausscheidungsorgane einzuimpfen. Bei Mißgeschicken gibt es Tadel, Strafen und leider immer noch Prügel. Die Angst, zu versagen, die Erzieher zu enttäuschen oder sich Strafe einzuhandeln, kann zu einer Art Dauerverkrampfung des Beckens führen. Daher muß man Jahre später genau das Umgekehrte lernen, um zum Höhepunkt zu gelangen – die Entspannung der Schließmuskeln. Das ist um so schwieriger, je besser die ›Sauberkeitslektionen‹ aus der Kindheit haften geblieben sind.

Die Schließmuskeln in der Vagina sind für den Orgasmus der Frau von großer Bedeutung. Sie werden praktisch nur aktiviert, damit der Urin nicht aus der gefüllten Blase fließt. Um erschlaffte Vaginalmuskeln zu schulen und den damit verbundenen unkontrollierten Harnabgang zu stoppen, konstruierte Dr. Arnold Kegel ein Gerät, das als Perineometer bekannt wurde. Es ist ein Gummizylinder mit einem Druckmesser, der in die Vagina eingeführt wird. Die Patientin liegt auf dem Rücken und macht Anstrengungen, ihre Scheidenmuskeln zusammenzuziehen. Das Meßgerät zeigt die Kraft der Muskelbewegung an. Es bedarf vieler Übungen, bis auf der Meßskala ein Ergebnis abzulesen ist, aber allmählich werden die erschlafften Muskeln stärker. Das kann man auch ohne Einführung eines Gerätes erreichen, nur durch ein spezielles Training. Der Befehl zur Entspannung der Schließmuskulatur muß vom Gehirn ausgehen. Das erfordert Konzentration. Sagen Sie sich, daß Sie Ihre untere Muskulatur entwickeln wollen, weil Sie so Ihre körperliche Liebesfähigkeit steigern können und damit auch das Vergnügen des Partners. Die Patientinnen Dr. Kegels berichteten, daß die Übungen für die Blasenmuskulatur eine angenehme Nebenwirkung erzielten – die Steigerung der Orgasmusfähigkeit.

Was können Sie davon profitieren? Versuchen Sie, wenn Sie auf der Toilette sitzen, um Ihre Blase zu entleeren, nach kurzer Zeit den Urin für ein paar Sekunden zurückzuhalten, und urinieren Sie dann weiter. Wiederholen sie diesen Vorgang öfters, bis die Blase leer ist. Entspannen Sie, ehe Sie die Übung fortsetzen. Da Ihre Blase keinen Urin mehr enthält, können Sie sich ganz auf die Bewegung der Muskulatur, der sogenannten Stoßmuskeln, konzentrieren. Legen Sie die Hand auf Ihren Bauch und spüren Sie, wie sich die Bauchmuskeln bewegen. Nach einiger Zeit, in der Sie fleißig übten, ziehen sich die Muskeln wie von selbst zusammen und entspannen sich wieder. Die jahrelange Blockade ist überwunden. Nun können Sie überall trainieren, wenn Sie Gelegenheit und Lust dazu haben. Beim Telefonieren, Autofahren, Spülen, Ausruhen oder Schlange stehen. Niemand wird bemerken, wie Sie ganz locker werden, sich öffnen wie beim Wasserlassen, innehalten, entspannen, wieder von vorn beginnen.

Auch das Becken (Pelvis) wird wenig gefordert, es sei denn beim Sex, wo es sich möglichst nach allen Richtungen bewegen, vor allem aber nach hinten und vorn schnellen soll. Die Aktivierung dieser Körperregion ist besonders für die Frauen von Bedeutung, die selten zum Höhepunkt kommen, meist passiv sind oder keinen Spaß bei der Sache haben. Die Beherrschung der Beckenbewegungen bewirkt, daß die sensible Klitoris während der Vereinigung besonders stark gereizt wird, was den Klitoris-Orgasmus begünstigt. Die Hauptbewegungen, die geübt werden sollten, gehen aufwärts-vorwärts und abwärts-rückwärts.

Stellen Sie sich vor, Ihr Becken rotiere um eine Achse, die durch die Mitte Ihres Körpers verläuft. Bewegen Sie die Pelvisregion auf dieser Achse zuerst vorwärts-aufwärts, dann abwärts-rückwärts. Bei jeder Vorwärtsbewegung der Pelvis ziehen Sie den Bauch ein. Bei der Übung abwärts-rückwärts wird das Gesäß nach unten und hinten bewegt und dabei das Kreuz durchgedrückt. Sie können frei stehen und sich wie eine Bauchtänzerin wiegen, oder an eine Wand lehnen, auf dem Rücken liegen, dem Boden sitzen und sich mit den Händen abstützen, in Seitenlage mit durchgedrückten Knien üben, in Bauchlage gehen oder sich vorwärts bzw. rückwärts mit durchgedrückten Armen auf einen Stuhlsitz stützen, die Beine sind gestreckt. Denken Sie sich Variationen aus, um den Bewegungsradius zu vergrößeren. Aber überanstrengen Sie sich nicht. Legen Sie Pausen ein. Bewegen Sie sich locker wie im Spiel. Verbissene Hochleistungen werden Ihnen ebensowenig Genuß verschaffen wie Teilnahmslosigkeit.

Wenn es Ihnen gelingt, die Kontraktionen der Vaginalmuskeln mit den Beckenbewegungen zu kombinieren, sind Sie medaillenverdächtig.

Überlegen Sie doch einmal, welche Trainingsmöglichkeiten es in Ihrem Alltag gibt, die Sie nutzen können. Hier sind einige Anregungen:

- Steigen Sie regelmäßig Treppen und lassen Sie den Lift links liegen.
- Stärken Sie die Bauchmuskeln beim Haarefönen – tief einatmen, dabei den Bauch einziehen, kurz verharren, kräftig ausatmen, dabei den Bauch wölben. So oft wiederholen, wie es Ihnen Spaß macht.
- Wenn Sie an der Kasse im Supermarkt anstehen, können Sie ganz unauffällig etwas für die Muskeln Ihrer Hinteransicht tun – Pobacken fest zusammenkneifen und wieder loslassen, wiederholen.
- Beim Telefonieren lassen Sie den jeweils freien Arm kreisen oder schütteln ihn locker aus.
- Steigen Sie eine Station eher aus dem öffentlichen Verkehrsmittel und gehen Sie die letzte Strecke zu Fuß.
- Nutzen Sie Leerlauf aus, indem Sie z. B. auf der Stelle laufen oder hüpfen.
- Tanzen Sie ein paar Runden, wenn eine Lieblingsmelodie im Radio gespielt wird.
- Entdecken Sie die Lust am Schwimmen. Zweimal pro Woche je 20 Minuten genügen schon, um das Herz und Gefäßsystem zu stärken. Es ist die ideale körperliche Betätigung für Übergewichtige, da sie im Wasser nur 20 Prozent ihres wirklichen Gewichts haben. Für Nichtschwimmer empfiehlt sich regelmäßiges Gehen durch 90 bis 120 cm tiefes Wasser.
- Fahren Sie Rad, um Ihre Beinmuskeln zu trainieren.
- Belasten Sie Ihren Kreislauf einmal am Tag bis an seine

Grenzen, z. B. durch schnelles Laufen oder Treppensteigen, entspannen Sie danach.
- Stärken Sie Ihre körpereigene Immunabwehr durch kalte und warme Wechselduschen oder bürsten Sie Ihre Haut mit einer nicht zu weichen Bürste immer in Richtung zum Herzen.

Liebe geht durch den Magen

Diese Großmutter-Weisheit gilt immer noch, aber mit Variationen. Gesundheit, Attraktivität und Fitneß hängen weitgehend von der Nahrung ab. Die Berichte der ›Deutschen Gesellschaft für Ernährung‹ zeigen, daß sich das durchschnittliche Eßverhalten der Deutschen in positiver Weise geändert hat. Die Vorliebe für Getreideprodukte, Obst und Gemüse hat sich leicht gesteigert. Das bedeutet, daß vor allem die Versorgung mit den für die Verdauung so wichtigen Ballaststoffen gesichert ist und ausreichend Vitamine zur Verfügung stehen. Als Pluspunkte wird ebenfalls der leicht angestiegene Verbrauch von Milch und Milchprodukten sowie Käse bewertet, die eine große Rolle bei der Calciumversorgung spielen. Dagegen ging der Verzehr von Fleisch, tierischen Fetten und Eiern etwas zurück, was sich günstig auf erhöhte Blutfettwerte (Cholesterinspiegel) auswirkt.

Um Ihren Körper attraktiv, belastbar und jung zu erhalten, sollten Sie die wichtigsten Grundregeln der modernen Ernährung beherzigen:

- So wenig tierisches Fett wie möglich und nötig. Achten Sie vor allem auf ›versteckte Fette‹, die in Wurst, Käse usw. enthalten sind.
- Das gleiche gilt für Industriezucker, ganz gleich ob sichtbar oder versteckt in Süßspeisen, Süßigkeiten, Konfitüren.
- Einseitige Gewichtsreduktionsdiäten bringen oft mehr Schaden als Nutzen, wenn die Versorgung mit Nährstoffen nicht stimmt. Die Haut wird schlaff statt straff, trocken, rauh, rissig und ist nicht geschmeidig, kann zu Unreinheiten und Irritationen neigen. Die Haare glänzen nicht, sondern werden stumpf, brechen ab oder spalten sich, ja fallen sogar aus.

- Zu wenig Sauerstoff und Bewegung ist so abträglich wie zu viel Alkohol und Nikotin.
- Eine Unterversorgung mit Vitaminen macht müde, matt und lustlos. Vitaminräuber sind Alkohol, Nikotin, Medikamente, die Pille, Abführ- und Beruhigungspillen, chronische Krankheiten. Der Arzt kann durch einen einfachen Test feststellen, wie es um Ihren Vitaminhaushalt steht.
- Antriebsschwäche kann durch einen Mangel an Mineralstoffen hervorgerufen werden. Schon Minimengen genügen, um unsere Körperfunktion in Gang zu halten, deshalb spricht man auch von Spurenelementen. Die wichtigsten sind: Chrom (Hauptlieferant ist Vollkorngetreide, Brokkoli, Geflügel, Hefe), Jod (kommt in Makrelen, Seezungen, Scholle, Milch, Grünkohl, jodiertem Speisesalz vor), Eisen (ist in Kalbs- und Lammleber, Hülsenfrüchten, Trockenobst, Sirup, Rosinen enthalten), Kupfer (Kakao, Haferflocken, Hühnereier, Austern und Krustentiere sind Hauptversorger), Molybdän (findet sich in Möhren), Selen (Eier, Milch, Leber und Kohlrabi sind selenhaltig), Zink (Haferflocken, Bananen und Vollkornbrot gleichen Defizite aus).
- Ein Zuviel an schädlichem Cholesterin macht das Blut dickflüssig und verengt durch Ablagerungen die Gefäße. Die Folge ist eine schlechtere Durchblutung, Bluthochdruck, Herz- und Gefäßschäden: keine gute Voraussetzung für körperliche Spitzenleistungen.

Lustmacher

Männer, die immer wollen, aber nicht immer können und Frauen, die immer können, aber nicht immer wollen, haben von altersher ihre Hoffnung auf Mittel gesetzt, die den Ruf hatten, die Liebeslust (Libido) und das sexuelle Leistungsvermögen (Potenz) zu steigern. Sie werden nach der griechischen Göttin der Liebe und Schönheit, Aphrodite, Aphrodisiaka genannt. Nach der Unzahl von Stoffen und Rezepturen zu urteilen, die benutzt und überliefert wurden, galten Höchstleistungen schon immer als erstrebenswert.

Generell kann man feststellen, daß die Wirkungen der vielen Mixturen pflanzlicher, tierischer und mineralischer Herkunft wohl mehr auf Aberglaube und Hoffnung beruhten. Die moderne Medizin vermag in magischen Liebestränken aus männlichem Samen, Menstruationsblut, Mäusedreck, Gehirn von Katze und Esel, zerstoßenen Schamhaaren, Schweiß und Blut keinerlei Wirkprinzip entdecken. Falls die Lustmacher, die gerade ›in‹ waren, überhaupt biologisch wirksame Substanzen enthielten, kann man sie in zwei Gruppen einteilen:

In die erste gehören die Liebesmittel – meist ein Trank –, die die zu erobernde Person in einen narkoseähnlichen Zustand versetzen sollte, der Hemmungen und Angstgefühle unterdrückte. Meist waren die Opfer Frauen, die sich, durch die Liebesdroge willenlos gemacht, ihren Eroberern blind ergaben.

Die zweite Gruppe, vor allem von Männern benutzt, sollte die sexuelle Potenz steigern. Der römische Dichter Ovid (43 v. Chr. bis 18 n. Chr.) ließ sich nichts weismachen: In seiner ›Ars amandi‹ (Die Liebeskunst) führte er aus: »Wer seine Zuflucht nimmt zu thesalischem Zauber, der irrt sich, und was dem Fohlen am Kopf wächst (gemeint ist das Kindspech neugeborener Fohlen), sich zum Liebestrank mischt. Dauerhaft bleibt keine Liebe durch die Zauberkräuter Medeas, auch durch den Zauberspruch nicht, magisch mit Liedern vermischt.« Statt dessen empfahl er eine Kost aus Eiern, Zwiebeln, grünem Gemüse, Honig und Pinienkernen; damit liegt er nach heutigen Erkenntnissen durchaus richtig. Viele schworen auf ein eigenes Geheimrezept.

Einige sind uns von bekannten Persönlichkeiten erhalten geblieben:

Katharina von Medici (1519–1589) bevorzugte Artischokken. Vor ihren Vergnügungen mit König Louis XV. versetzte sich Madame de Pompadour (1721–1764) mit einer dreifachen Portion Vanille und Ambra in ihrer Tasse Schokolade, sowie mit Trüffeln und Selleriesuppe in erotische Stimmung. Aber auch stark gewürzte Ragouts aus Stier-, Hirsch-, Hahn- und Hengsthoden standen auf ihrer Liebesspeisekarte. Diese Zutaten hatte sie dem Gemunkel am Hofe nach auch nötig, denn sie galt als ›frigide wie eine Trauerente‹. Das einfache Volk, das sich Tierhoden nicht leisten konnte, griff zu Zwiebeln (›der Armen tägliche Kost‹) und Petersilie. Das grüne Würzkraut stand im Ruf, die Potenz des Mannes auf die Spitze zu treiben und Kinder im Mutterleib abzutreiben. So hieß es im Volksmund treffend: »Petersilie hilft dem Mann aufs Pferd, den Frauen unter die Erd!« Der Glaube an die Petersilie war so groß, daß Straßen, in denen sich Freudenhäuser befanden, als Petersiliengassen bezeichnet wurden.

Welches anregende Mittel hält eigentlich, was man sich von ihm verspricht? Was ist dran an Kaffee und Kümmel, von dem es heißt: Einem lahmen Schimmel hilft ein guter Kümmel?

- Kaffee, so die modernen Wissenschaftler, wirkt anregend, wenn er mit Kardamom und Honig vermischt ist.
- Schwarzer Tee feuert an, wird er zum Extrakt eingekocht.

- Kürbissamen und Sonnenblumenkerne enthalten viel leistungssteigerndes Vitamin E.
- Sellerie ist reich an Spurenelemten. Außerdem entwässert er stark, drückt daher auf die Blase, was bei manchen lustfördernd wirkt.
- Bananen machen glücklich und potent. Denn sie haben – neben vielen anderen guten Gaben – Serotin, einen Stimmungsmacher sowie eine Fruktose, die die Samenproduktion ankurbelt.
- Gewürze und Kräuter geben Speisen wie Lust den richtigen Pepp: Ingwer und Liebstöckl fördern die Durchblutung im Beckenbereich; Piperin im Pfeffer reizt die Schleimhäute, Chili heizt ein, Muskatnuß und Basilikum regen durch ihre ätherischen Öle an.
- Austern, Kaviar und Hummer sollen schon so manche glückselige Nacht verlängert haben. Der hohe Anteil an Zink, das bei der Steuerung sexueller Aktivitäten im Gehirn eine Rolle spielt, macht es möglich. Auch weniger kostspielige Meeresfrüchte wie Thunfisch, Makrele und Sardine sind ein Reservoir an Vitaminen und Mineralstoffen, also ideale Muntermacher.
- Manchen verhelfen Popcorn, Hasel- oder Walnüsse zu mehr Durchhaltevermögen.

Wie steht es mit den berühmten Zauber-Elexieren? Bekanntlich verfielen Tristan und Isolde einander, nachdem sie von einem Liebestrunk gekostet hatten. Zweifellos hilft Alkohol Verklemmten, Gehemmten, Schüchternen zu Kommunikation und Kopulation. Doch in der Dosis liegt die Tücke – ein bißchen Zuviel vom Muntermacher und schon wird er zum Müdemacher. Und was bieten Apotheken und Drogerien sowie Sex-Shops an? Nach wissenschaftlichen Analysen muß hier – wie in Urzeiten – der Glaube die Berge versetzen, mit einigen Ausnahmen natürlich. Bleibt zum Trost der Rat des römischen Philosophen Seneca (um 4 v. Chr. - 65 n. Chr.), der heute so gültig ist wie zu seiner Zeit: »Ich will dir ein Liebesmittel ohne Arzneistoff, ohne Giftkraut, ohne jeden Bezauberungsgesang einer Giftmischerin nennen: Willst du geliebt werden, so liebe.«

5. Kapitel

Die gebräuchlichsten Verhütungsmethoden

Von den 28 Tagen des Monatszyklus sind nur 60 Stunden ›gefährlich‹. Es sind die fruchtbaren Stunden, die Zeit des Monats, in der eine Frau im gebärfähigen Alter beim Liebesakt ein Kind empfangen kann. Will ein Paar die Liebe genießen, ohne Nachwuchs zu bekommen, sollte es gemeinsam überlegen, welche Art der Verhütung die geeignetste ist. Sie sollte zuverlässig sein, ohne Lustgefühl, Gesundheit und religiöse Überzeugungen zu beeinträchtigen. Der Erfolg setzt die genaue Befolgung der Gebrauchsanweisung des betreffenden Präparates oder der Methode sowie die wichtigsten Kenntnisse über den eigenen Körper und den des Partners voraus.

Frauenärztinnen und -ärzte können beraten. Mitarbeiter von Sexualberatungs- und Familienplanungsstellen geben ebenfalls fachkundige Auskunft. Aufklärung auf dem Gebiet der Verhütung scheint immer noch sehr wichtig zu sein. Denn viele Frauen benutzen Verhütungsmittel und werden dennoch schwanger. Bei 70 von 100 ungewollten Schwangerschaften wurde verhütet. Liegt das an einer gewissen Sorglosigkeit, fehlerhafter Anwendung oder einer hohen Versagerquote der auf dem Markt befindlichen Mittel? Welche Präparate und Methoden ziehen deutsche Paare und vor allem die Frauen vor? Der ›Bundesverband der Frauenärzte‹ ging dieser Frage nach.

Die Antibabypille

Sie liegt auf Platz Eins. Vier Millionen deutsche Frauen schlucken sie täglich. Nach Schätzungen der Weltgesundheitsorganisation (WHO) greifen weit über 100 Millionen Frauen auf der ganzen Welt zur Antibabypille. Sie gilt - nach der Enthaltsamkeit - als das sicherste Verhütungsmittel. Aber die Diskussion um sie ist nie abgeebbt, seit die amerikanische ›Food and Drug Administration‹ am 9. Mai 1960 die Zulassung erteilte. Die Einführung bereitete weltweit den Weg für eine Revolution im Bereich der Familienplanung. Und sie bedeutet für immer mehr Frauen, daß sie ihrer Karriere nachgehen können, ohne auf unbeschwerte sexuelle Freuden zu verzichten oder umständliche Vorsorge zu treffen.

Das Wirkungsprinzip der Pille - die Unterdrückung des Eisprungs (Ovulationshemmung) - durch das Gelbkörperhormon Progesteron wurde bereits 1944 von den Wissenschaftlern Bickenbach und Paulikovics herausgefunden. Die täglich eingenommenen Hormone verhindern, daß sich monatlich ein Ei aus dem Eierstock (Ovar) löst und befruchtet werden kann. Kommt es aber - was selten geschieht - dennoch zu einem Eisprung, so gewährleisten zusätzliche Wirkmechanismen die hohe Sicherheit dieses Verhütungsmittels: Die Beweglichkeit der Eileiter wird deutlich reduziert. Auch der Schleimpfropf im Gebärmutterhals ist für Samenfäden nicht so durchlässig. 1956 brachten die Forscher Pincus und Rock das erste Pillenpräparat, das auf diesem Prinzip basiert, heraus. (Vier Jahre später wurde es, wie schon erwähnt, nach langen Erwägungen des Für und Wider zugelassen.) Die Entwicklung der Pille ist also hauptsächlich Männern zu verdanken. Das Kapital für ihre Erprobung aber beschafften zwei Frauen mit Namen Sanger und McCormick.

Risiken der oralen und hormonalen Verhütung

Heute gibt es über 50 verschiedene Pillen-Präparate auf dem Markt. Je nach Art variiert die Zusammensetzung, die meist aus den Geschlechtshormonen Gestagen und Östrogen besteht. Von den Hormonanteilen hängt es im wesentlichen ab, wie stark Zyklus und Organismus beeinflußt werden. Nicht jede Pillensorte ist für jedes Mädchen oder jede Frau gleich gut geeignet. Daher ist es sehr wichtig, daß sie gemeinsam mit ihrer Frauenärztin oder ihrem Frauenarzt das für sie am besten verträgliche Präparat herausfindet.

Damit Frauen und Ärzte mit der hormonellen Empfängnisverhütung noch sorgfältiger umgehen, hat das Bundesgesundheitsamt (BGA) den Beipackzettel erweitert und die Hersteller stärker als bisher verpflichtet, auf eventuelle gesundheitsschädigende Folgen der Pille hinzuweisen:

So wird auf das möglicherweise erhöhte thromboembolische Risiko aufmerksam gemacht. Damit ist die Gefahr eines Schlaganfalls, Herzinfarkts, einer Thrombose oder Lungenembolie gemeint. Als gefährdet hierfür im Zusammenhang mit der Pilleneinnahme gelten Frauen mit starkem Übergewicht, Krampfadern, Gefäß- und Stoffwechselstörungen sowie Bluthochdruck. Auch vorangegangene Venenentzündungen und Thrombosen können das Risiko erhöhen.

Für Raucherinnen, die ab einem Alter von ca. 35 Jahren als besonders gefährdet eingestuft werden, gilt ein weiterer Warnhinweis. Dazu Prof. Peter C. Maurer vom Klinikum rechts der Isar in München: »Die Antibabypille und Nikotin sind eine tödliche Mixtur, weil sich die Gefäße besonders stark verengen und das Gehirn nicht mehr mit Sauerstoff versorgt werden kann.« Sein Rat: »Aufs Rauchen verzichten oder anders verhüten.«

Anders verhüten sollten auch Diabetikerinnen, wenn der Arzt es für ratsam hält.

Durch die Hormongaben kann es zu ähnlichen Stoffwechselveränderungen wie in der Schwangerschaft kommen, bei der sich der gesamte weibliche Organismus auf die Versorgung des werdenden Lebens einrichtet. Davon betroffen ist unter anderem die Schilddrüsenfunktion, die viele wichtige Stoffwechselvorgänge beeinflußt, wie die Körpertemperatur, Leistungsfähigkeit, das körperlich-seelische Wohlbefinden und die Lust auf Sex. Sollte der Arzt bei Pillenverwenderinnen eine vergrößerte Schilddrüse oder bereits Funktionsstörungen feststellen, wird er einen Ausgleich mit Schilddrüsenhormonen oder Jodtabletten vorschlagen.

Seit Jahren wird darüber diskutiert, ob es einen Zusammenhang zwischen Brustkrebs und Pille gibt. Es scheint festzustehen, daß durch die Änderung des Hormonhaushaltes das Brustdrüsengewebe empfindlicher werden kann. Zu den unerwünschten Nebenwirkungen gehören bei Beginn der Einnahme eine leichte Übelkeit, Spannungsgefühl in den Brüsten oder eine geringe Gewichtszunahme, insbesondere bei untergewichtigen Mädchen. Gelegentlich kommt es auch zu Zwischenblutungen, gerade in der Mitte des Zyklus. Wird das Präparat weiter genommen, verlieren sich die Beschwerden meist sehr schnell. Geschieht dies nicht, muß man mit der Ärztin oder dem Arzt sprechen, ob man die Pillensorte wechseln sollte. Experten empfehlen, ein Mittel mindestens drei Monate lang zu testen. Erst danach können Sie selbst beurteilen, ob Sie sich wohl fühlen und keine Nebenwirkungen spüren. Nur dann haben Sie das richtige Mittel in Ihrer Handtasche oder Ihrem Badezimmerschrank. Zu den vielen positiven Seiten der Pille zählt, daß Schwierigkeiten bei der Regel verschwinden können. Außerdem ergaben jahrelange Beobachtungen, daß Frauen, die die Antibabypille nehmen, weniger häufig an Eierstocks- und Gebärmutterhalskrebs erkranken.

Pillen-Pannen

In den USA wurde ein Fall von Pillenversagen bekannt, der sicher einmalig ist! Der Ehemann schluckte den Ovulationshemmer anstelle seiner Frau. Seine Vorstellung: Das Mittel wirke bei ihm genau so wie bei ihr!

Bei Durchfall oder Erbrechen wird das verhütende Hormonpräparat aus dem Körper ausgeschwemmt und kann seine Wirkung nicht entfalten. Da hilft nur: wiederum zur Pille greifen, bis sie im Körper bleibt, oder Enthaltsamkeit zu üben. Experten empfehlen, immer zur gleichen Zeit die Verhütungspille zu nehmen. Das kann Probleme im Urlaub geben, z. B. bei Zeitverschiebungen während Fernreisen.

Schätzungsweise nehmen 51 Prozent aller deutschen Urlauberinnen orale Verhütungsmittel, also die Pille, auf die Reise mit. (Auf Fragen wie ›Pille und Sonne‹ etc. geben die Broschüren Antwort, die kostenlos angefordert werden können bei: Organon GmbH, 85762 Oberschleißheim.)

Pillenmüdigkeit

Die bekannte Wiener Psychologin Gerti Senger, Mitglied der ›Österreichischen Gesellschaft für Sexualforschung‹, glaubt, daß hinter einer gewissen Pillenmüdigkeit der Frauen auch so etwas wie die ›Lust an der Fruchtbarkeit‹ steckt: »Es passiert jeden Tag unzählige Male, daß es eine Frau mit der Verhütung nicht so genau nimmt, aber eigentlich doch kein Kind will. Es passiert auch immer wieder, daß ein Kind nicht geplant, aber doch ersehnt war. Und es passiert Tag für Tag, daß der ›coitus interruptus‹ praktiziert wird, obwohl man weiß, daß er eine äußerst unsichere Verhütungsmethode ist.

Warum geschieht das? Weil es beim Thema Schwangerwerden zwischen dem bewußt planenden Verhalten und den unbewußten Gefühlen eine gewaltige Kluft gibt. Gerade, weil die Pille als absolut sichere Verhütungsmethode gilt, schafft sie insofern eine neue Problematik, da eine sichere Verhütung mit der strikten Trennung von sexueller Lust und Fruchtbarkeit verbunden ist. Eine Frau, die die Pille schluckt, hat mit widersprüchlichen Gefühlen zu kämpfen: Einerseits ist sie zutiefst erleichtert und glücklich darüber, daß sie durch die Pille keine Angst vor einer ungewollten Schwangerschaft haben muß. Andererseits gibt es doch einige dunkle Beweggründe, die ausgerechnet dann, wenn in Sachen Empfängnisverhütung alles hundertprozentig sicher und reibungslos verläuft, Störfälle provozieren. Diese Störfälle können sich darin äußern, daß eine Frau plötzlich die Pille nicht mehr verträgt. Oder sie vergißt seltsamerweise immer wieder, die Pille regelmäßig zu nehmen. Oder sie drängt nach einer Pillenpause, obwohl von medizinischer Seite keine Indikation dazu besteht ...«

Die Spirale

Das ›Intra-Uterin-Pessar‹ (IUP) gilt ebenfalls als zuverlässige Verhütungsmethode. 13 von 100 Frauen benutzen eine solche Spirale, die vom Arzt in die Gebärmutter eingelegt wird. Sie ist seit 1960 auf dem Markt und inzwischen viel kleiner und aus gewebefreundlichem Kunststoff. Die intrauterine Kontrazeption (Empfängnisverhütung) ist nach der oralen (Pille) die sicherste Methode. Die Anfänge waren der ›Gräfenberg-Ring‹, eines der ersten Intrauterinpessar-Modelle, das der deutsche Frauenarzt Dr. Ernst Gräfenberg in den zwanziger Jahren entwickelte. Es war rund und bestand aus kupferhaltigem Metall. Die neue Methode, die darauf beruhte, die Aufwanderung der Spermien durch den Uterus zu verhindern und als zweite Sicherheit die Gebärmutterschleimhaut so zu verändern, daß sich ein befruchtetes Ei nicht einnisten konnte, fand wenig Anklang und so wurde das erste Modell vom Markt genommen.

Technische Neuerungen machten Anfang der sechziger Jahre die Herstellung körperfreundlicher Kunststoffe möglich. Das wirkte sich auch auf die Spirale aus, die nun wie ein T oder eine 7 geformt war. Die Weiterentwicklung ist ein ziemlich sicheres (95%iges) Verhütungsmittel, das mit einer Gesamtlänge von ca. 35 mm kleiner als ein normaler Tampon (50 mm) ist. Es gibt so etwas wie die Spirale nach Maß – für Frauen mit einem kleinen Uterus wurde z.B. ein IUP von 25 mm entwickelt. Die modernen Spiralen basieren auf der Gräfenberg-Idee: Der verhütende Wirkstoff ist metallisches Kupfer.

Nach der Entfernung oder bei Unwirksamkeit der Spirale ist eine sofortige Empfängnis möglich. Die häufigste Ursache für ein Versagen ist ein Verrutschen (Dislokation) in der Gebärmutter. Sie kann durch vermehrtes Zusammenziehen der Gebärmuttermuskulatur, durch falsche Lage oder eine nicht geeignete Größe der Spirale auftreten. Eine verrutschte Spirale wird je nach Modell bei fünf bis 15 Prozent der Trägerinnen wieder ausgestoßen. Das passiert häufig während der Regelblutung und wird von etwa 20 von 100 Frauen nicht bemerkt.

Dieses Risiko kann durch die Ultraschallkontrolle beim Einsetzen der Spirale durch die Frauenärztin oder den Frauenarzt und durch regelmäßige Kontrolluntersuchungen verringert werden. Jede Anwenderin sollte sich von ihrem Gynäkologen erklären lassen, wie sie durch Ertasten des Fädchens den korrekten Sitz des IUP selbst überprüfen kann. Einmal im Monat, am besten in der Mitte des Zyklus, ist diese Kontrolle angebracht. Es gibt verschiedene Formen und Wirkmechanismen, so auch eine Spirale, die kontinuierlich niedrige Hormondosen abgibt.

Heute können selbst Pessare mit niedrigem Kupfergehalt fünf bis sechs Jahre zuverlässigen Schutz bieten. Zu diesem Ergebnis gelangten dänische Wissenschaftler der Universität Kopenhagen. Sie stellten fest, daß Spiralen, die bis zu acht Jahren ihren Dienst in der Gebärmutter versehen hatten, noch konstant genügend Kupfer abgaben, um die Trägerin vor einer ungewollten Empfängnis zu bewahren. In diesem Zeitraum waren nur 20 Prozent des Kupfergehaltes an den Körper abgegeben worden. Auch die befürchteten Kalkablagerungen, die die Wirkung beeinflussen könnten, wurden von den dänischen Wissenschaftlern Dr. Andreas Kjaer und seinen Kollegen nicht beobachtet.

Fehlt jedoch der Kupfergehalt, so sinkt die Zuverlässigkeit des IUP dramatisch. Die bisher in China verwandten Spiralen bestanden lediglich aus einem rostfreien Stahlring, der zwar sehr preiswert, aber dafür auch sehr unzuverlässig war. Drei Millionen Trägerinnen wurden daher pro Jahr ungewollt schwanger und mußten aufgrund der strengen Geburtenkontrolle in diesem überbevölkerten Land abtreiben lassen. Deshalb wurden die einheimischen Billigprodukte vom Markt genommen und die viel zuverlässigeren Kupferspiralen propagiert. Das IUP ist die populärste Verhütungsmaßnahme in China. 40 von 100 Chinesinnen tragen es.

Nachteile der Spirale

Nebenwirkungen des IUP sind verstärkte und verlängerte Regelblutungen, gelegentlich auch verstärkte Menstruationsschmerzen, vor allem in den ersten sechs Monaten nach der Einlage. Es kann häufiger zu unregelmäßigen Blutungen und zu einer Verlängerung der Menstruationsdauer kommen. Frauen, die bereits Eileiterschwangerschaften oder häufige Unterleibsentzündungen durchgemacht haben, wird von der Verwendung der Spirale ebenso abgeraten wie Frauen mit Myomen, einer Endometriose oder mit anatomischen Veränderungen der Gebärmutter.

Trotz dieser Einschränkungen ist die Spirale nach Meinung deutscher Frauenärzte eine der empfehlenswertesten Verhütungsmethoden. 90 von 100 Trägerinnen haben keine Schwierigkeiten oder Probleme. Sie ist eine gute Alternative für alle, die die Pille ablehnen oder wegen gesundheitlicher Risiken nicht nehmen sollten. Das gilt besonders für Raucherinnen. Bei Schmerzen oder Abstoßung sollte unverzüglich der Arzt aufgesucht und über eine andere Verhütungsmethode gesprochen werden. Andere Möglichkeiten sollten auch die Frauen vorziehen, die unter schmerzhaften, unregelmäßigen oder starken Regelblutungen leiden.

Das Kondom

Fast 13 Prozent aller Paare benutzen ein Kondom. Dieses ›Verhüterli‹ bietet eine Sicherheitsquote von 95 Prozent. Nachteile: Es kann platzen oder verrutschen. Außerdem erfordert es einige Geschicklichkeit und Übung bei der Anwendung. Nimmt die Frau die Sache in die Hand und zieht sie das Überstreifen der Gummihülle von ca. 18 cm Länge ins Liebesspiel mit ein, wird es kaum zu Lustverlusten kommen. Im Zeitalter der Aids-Krankheit ist das Kondon die gesündeste Methode, denn sie verhütet gleichzeitig die Ansteckung mit der tödlichen Immunschwäche und anderen Krankheiten. Seit 1953 ist die Dichtigkeit gegen Bakterien garantiert.

Leider ist diese traditionelle Art der Verhütung, die zu den sogenannten Barrieremethoden zählt, nicht sehr beliebt. Kondome stecken zwar in den Handtaschen und Urlaubskoffern vieler Frauen, doch im entscheidenden Moment verlassen sich viele auf den Zufall und das Glück. Auch wenn der zukünftige Liebhaber einen Aidstest vorweist, ist das noch kein Anlaß, ihm blindes Vertrauen zu schenken. In vielen Urlaubsländern werden gefälschte Aidsatteste gehandelt.

Vor allem junge Menschen stehen den ›Gummis‹ negativ gegenüber. Bei einer Umfrage an der Universität Freiburg gaben nur 15 von 100 Befragten an, regelmäßig ein Kondom zu benutzen. Die Vorstellung, ›Pariser‹ seien Liebestöter, ist immer noch nicht überholt. Ein weiterer Grund: Wenn die Gefühle durchgehen, ist das Verhüterli meist nicht greifbar oder das Anlegen wird als störend oder als Mißtrauen empfunden. Mißtrauen ist aber bei flüchtigen Bekanntschaften angebracht.

Das Tückische ist, daß die meisten Frauen erst bei einer Schwangerschaft merken, ob sie sich mit Aids infiziert haben. Denn die Symptome unterscheiden sich von denen der Männer, die unter Durchfall, Fieber, Schweißausbrüchen leiden und stark abmagern. Bei Frauen kommt zunächst die Periode nicht mehr so regelmäßig. Pilzinfektionen treten häufiger auf. Sie fühlen sich müde und schlapp. Ziehende Schmerzen in den Brüsten machen zu schaffen. Aufgrund dieser allgemeinen Anzeichen erkennen manche Ärzte erst sehr spät, daß es sich dabei nicht um hormonelle Verschiebungen, sondern um Aids handeln kann.

So geht man bei Anwendung von Präservativen kein Risiko ein:

- Ein ›Präser‹ sollte nur einmal benutzt werden, da bei mehrmaligem Gebrauch unsichtbare Risse auftreten könnten.
- Beim Kauf sollte auf den Hinweis ›elektronisch geprüft‹ geachtet werden. Diese Kontrolle macht unsichtbare Risse sichtbar.
- Das Kondom wird so über das steife Glied gerollt, daß es vorne etwas übersteht, um den Samen aufzufangen. Es gibt ›Pariser‹, die dafür extra eine Ausstülpung haben.
- Der Mann sollte den Liebesakt beenden, ehe sein Glied erschlafft. Beim Zurückgehen aus der Scheide hält er am besten das Kondom fest, um zu verhindern, daß Samen ausläuft. Auch Sperma am Scheideneingang kann zu einer Schwangerschaft führen.
- Gleitmittel oder chemische Verhütungsmittel als zusätzlicher Schutz werden auf das Kondom aufgetragen.

Der große Vorteil dieser mechanischen Verhütungsmaßnahme ist – außer der Erhaltung der Gesundheit –, daß der Mann die Verantwortung der Verhütung übernimmt. Für sexuell schnell erregbare Männer, die zu vorzeitigem Erguß neigen, kann ein Präservativ durch die geringere Berührungsintensität wie eine Bremse wirken und die Dauer des Liebesaktes verlängern. Es ist auch ein gutes Verhütungsmittel nach einer Schwangerschaft, wenn Pille oder Spirale noch nicht vertragen werden. Ein Kondom ist absolut unschädlich und rezeptfrei für jeden erhältlich. Es befreit die Frau vom Zwang, den Arzt zu konsultieren, Hormone zu schlucken, Mittel einzuführen, aufzupassen. Der altbewährte ›Männerschutz‹ ist eine ideale, die Frauen entlastende Methode, wenn man sie richtig zu handhaben weiß.

Die Nachteile liegen eindeutig in der Anwendung: Die sexuelle Erregung beider Partner kann gedämpft werden. Sensible Männer können sogar Erektionsschwierigkeiten bekommen. Wer gegen Latex allergisch ist, muß auf eine andere Methode setzen. Ein Präservativ ist vor allem die gegebene Methode für schnellebige Bekanntschaften und Urlaubsflirts. Es ist auch eine empfehlenswerte Verhütungsmethode für junge Mädchen, deren Zyklus noch nicht stabil ist oder die zu jung für Hormongaben sind und die Pille noch nicht verschrieben bekommen. Kondome nehmen nach Anzahl der Verwender und der Sicherheitsquote Platz 3 ein.

Das Diaphragma

Wie beim Kondom wird auch bei diesem Verhütungsmittel den Spermien durch eine Gummihaut der Zugang zum Muttermund versperrt. (Es gehört daher ebenfalls zu den Barrieremethoden).

Das Diaphragma oder Scheidenpessar ist eine weiche Gummischale in einem elastischen Ring. Es muß vom Arzt genau angepaßt werden, damit es zuverlässig einen Teil der Scheide und den Muttermund abdeckt. Die passende Größe sowie der richtige Sitz sind Garantien für die Sicherheit. Das Diaphragma muß so eingesetzt werden, daß der Pessarring im hinteren Scheidengewölbe und auf der Rückseite des Schambeinknochens fest aufsitzt. Der Arzt zeigt Ihnen, wie Sie das Scheidenpessar handhaben.

Haben Sie mal den Bogen raus, ist das Einsetzen und Herausnehmen kein Problem, vorausgesetzt, Sie kennen Ihren Körper und haben keine Scheu, in Ihre Scheide zu greifen. Das Diaphragma wird mit der Wölbung nach oben gehalten und seitlich zusammengedrückt oder am Einführungsstab aufgespannt. In die sich bildenden Taschen geben Sie ein Verhütungsgel oder einen -schaum. Nur so wird einer Schwangerschaft vorgebeugt. Wenn Sie den Rand mit dem Gel oder Schaum bestreichen, erreichen Sie eine bessere Gleitfähigkeit. Das Pessar wird im Stehen eingeführt, ein Bein ist dabei abgespreizt und auf einen Stuhl gestützt. Manchmal geht es im Liegen besser – die Beine sind angewinkelt und leicht gespreizt.

Das Diaphragma muß sechs bis acht Stunden nach dem intimen Beisammensein in der Scheide bleiben; auf jeden Fall so lange, bis die Spermien ihre Beweglichkeit verloren haben. (Kommt es zu mehreren Vereinigungen, sollte aus Sicherheitsgründen jedes Mal erneut die Verhütungscreme oder das -gel mit einem entsprechenden Applikator eingeführt werden.) Eine zu lange Liegedauer ist jedoch zu vermeiden, da schon nach 12 Stunden eine Reizung der Scheide und Ausfluß eintreten können. Scheidenspülungen aus Sicherheitsgründen sind nicht nötig. Will man sie aus hygienischen Gründen machen, so sollte das nicht vor Ablauf der genannten Frist geschehen.

Das Scheidenpessar rangiert auf Platz 4 nach Anwendung und Sicherheitsfaktor. Es setzt voraus, daß die Verwenderin Übung im Einsetzen, und der Partner Verständnis für diese Methode hat. Der Vorteil ist, daß das IUP nur angewandt wird, wenn Bedarf besteht und der weibliche Organismus nicht mit Hormonen belastet wird.

Der Nachteil ist die Anpassung vom Arzt und eine verringerte Sicherheitsquote im Vergleich zu den vorher beschriebenen Methoden. Das Scheidenpessar ist ein ›Oldie‹ und wurde vom Flensburger Arzt Dr. C. Hasse (Pseudonym Wilhelm P. Mensinga) vor über einem Jahrhundert weiterentwickelt.

Chemische Verhütungsmittel

Sie sind in Form von Gel, Creme, Schaum, Tabletten, Sprays und Zäpfchen rezeptfrei in Apotheken und Drogerien erhältlich. Sie können sie als ›Vorbeugung‹ vor den zärtlichen Stunden anwenden. Ihr Schutz hält ungefähr zwei Stunden an und meist nur einem Liebesspiel stand. Sie wirken relativ sicher, wenn die Anwendungshinweise genau befolgt werden. Wenden Sie sich bei Zweifeln an Ihre Frauenärztin, den -arzt oder Apotheker.

Diese örtlich anzuwendenden chemischen Mittel haben einen Doppeleffekt: Die betreffende Substanz bildet am Muttermund eine Art Barriere gegen die Spermien. Außerdem haben sie eine spermizide Wirkung, d.h. die Samen sterben ab oder werden bewegungsunfähig. Die heutigen Substanzen haben kaum Nebenwirkungen. Die gefürchteten kindlichen Mißbildungen bei Versagen der Mittel konnten nicht bestätigt werden.

Der zunehmende Wunsch vieler Frauen, unabhängiger von Ärzten, Medizin und Medikamenten zu werden und über den eigenen Körper selbst zu bestimmen, hat zu einer gewissen Rückkehr zu den Urmethoden der Verhütung geführt. Dazu gehören die lokal anwendbaren Verfahren. Im ›Papyrus von Kahun‹, das ungefähr in der Mitte des 19. Jahrhunderts vor Christi Geburt entstand, wurde bereits die Anwendung mechanischer und chemischer Barrieren empfohlen. Sie bestanden damals aus Krokodilsdung, gummiartigen Substanzen sowie Honig und Natron.

Ein Werk, das Mitte des 16. Jahrhunderts vor Chr. entstand, empfiehlt einen verhütenden Tampon aus ›Gummi Arabikum‹. Schwämme und Pessare waren im Altertum bereits bekannt und auch das Kondom erfreut sich einer Jahrtausende alten Geschichte. Natürlich wurden diese Methoden im Laufe der Zeit verfeinert und die neuesten Materialien garantieren einen viel besseren Schutz als es eine Ziegenblase, ein Leinensäckchen oder Tiermembranen vermochten.

Jugendliche, die noch keinen Zugriff zu den medizinischen Kontrazeptiva wie Pille und Intrauterinpessar haben, sind notgedrungen auf frei verkäufliche Präparate wie Kondome und z.B. Vaginalzäpfchen angewiesen. Diese empfinden sie meist als Übergangslösung und hoffen auf die Pille, die nach ihrer Meinung ihre spontane Sexualität nicht einengt. Damit aber liegt die Last und Verantwortung wieder bei den Mädchen bzw. bei der Frau.

Natürliche Familienplanung

Diese Art der Verhütung basiert auf der Bestimmung unfruchtbarer Zyklustage aufgrund von Berechnungen und der Beobachtung körperlicher Veränderungen. Die älteste und wohl auch bekannteste Anleitung, die von Knaus und Ogino in den Jahren 1932 und 1933 erarbeitet wurde, ist sogar Katholiken erlaubt und wird wegen ihrer Unzuverlässigkeit scherzhaft auch ›Vatikanisches Roulette‹ genannt. Sie stützt sich auf eine genaue Buchführung des Zyklus, in dessen Mitte der Ovulationstermin angenommen wird. An den so errechneten fruchtbaren Tagen wird zur Verhütung Enthaltsamkeit empfohlen.

Zuverlässiger, aber auch mühsamer ist die Basaltemperaturmethode. 1904 wies der Gynäkologe Theodor van de Velde bereits nach, daß man durch Messung der Körpertemperatur den Zeitpunkt des Eisprungs erkennen könne. Das Gelbkörperhormon Progesteron erhöht die Körpertemperatur ab etwa 0,2 Grad Celsius. Da die Gelbkörperhormonproduktion nach dem Eisprung ansteigt, vermutet man, daß er ein bis zwei Tage vor der Temperaturerhöhung stattfand. Durch kontinuierliches Messen am Morgen, möglichst immer zur gleichen Zeit vor dem Aufstehen (oral, vaginal oder rektal, aber nicht unter der Achsel), läßt sich ersehen, wann der Eisprung war; er läßt sich aber schwer vorausbestimmen. Mindestens drei Monate muß ein Kurvenblatt geführt werden, ehe der Arzt den wahrscheinlichen Zeitpunkt des Eisprungs, also der fruchtbaren Tage, erkennen kann. Die Berechnungen werden aber immer wieder durch Fieber, Streß, Reisen, Alkoholgenuß verfälscht.

Der Schleim im Gebärmutterhals (Zervixschleim) verändert sich während des Zyklus ständig und ist in jeder Phase unterschiedlich beschaffen. Aus dieser Beobachtung entwickelte der australische Arzt John Billings seine sogenannte Ovulationsmethode und stellte sie 1964 der Öffentlichkeit vor. Erstmals wurden die hormonell gesteuerten charakteristischen Schleimmuster der fruchtbaren sowie unfruchtbaren Tage genau beschrieben und daraus Schlüsse für die Verhütung gezogen. Jede Frau hat ihr ganz individuelles Schleimmuster, das sich von dem anderer Frauen deutlich unterscheidet.

Wollen Sie diese natürliche und völlig ungefährliche Methode anwenden, sollten Sie lernen, die jeweilige Beschaffenheit des Schleims zu unterscheiden und richtig einzuordnen. Ganz allgemein kann gesagt werden, daß Schleim am Scheideneingang auf einen bevorstehenden Eisprung hinweist, während Trockenheit unfruchtbare Tage signalisiert. Ist der Schleim flüssig, klar, durchsichtig, zieht er Fäden, und ist er in größeren Mengen vorhanden, bedeutet das Vorsicht! Der Fachausdruck hierfür lautet ›spinnbarer Schleim‹ und bedeutet Empfängnisbereitschaft.

Frauen, die mit dieser Bestimmung vertraut sind, können oft schon am Schleimgeruch erkennen, in welcher Zyklusphase sie sich befinden. Unter dem Mikroskop zeigt fruchtbarer Schleim die Struktur eines Farnkrautblattes. Es gibt Spezialmikroskope zur Beobachtung der Schleimproben. Zeigt der Schleim keine Strukturen, ist das ein Zeichen für unfruchtbare Tage.

Übrigens kann man die Zyklusphasen auch an Speichelproben erkennen. Leider ist die Schleimbeobachtung etwas aufwendig. Es müssen mehrmals am Tage Proben genommen und das Ergebnis in eine Tabelle eingetragen werden. Entweder wischt man den Schleim vor dem Wasserlassen mit Papier ab oder entnimmt ihn mit dem Finger dem Scheideneingang oder Muttermund. Der Vorteil der Schleim- oder Speichelbeobachtung liegt darin, daß sie unabhängig von Präparaten und Arzt macht. Der Nachteil ist die Umständlichkeit und hohe Versagerquote. Um eine größere Sicherheit zu erreichen, können die Basaltemperaturmessung und die Zervixschleimbeobachtung miteinander kombiniert werden. Der Fachausdruck dafür lautet Symptothermale Methode.

Die natürlichen Verhütungsweisen setzen ein hohes Maß an partnerschaftlicher Disziplin voraus. Was nützt die genaueste Beobachtung und Tabellenführung der Frau, wenn der Mann an den gefährlichen Tagen nicht zum Verzicht bereit ist oder seinerseits nicht zur Empfängnisverhütung beiträgt!

Der Rückzieher oder Coitus interruptus

Beim ›Unterbrecher‹ trifft der Mann allein die Vorkehrungen zur Empfängnisverhütung. Kurz vor dem Samenerguß zieht er sein Glied aus der Scheide, so daß sich der Samen außerhalb des Körpers der Frau ergießt. Dieses Verfahren ist eines der ältesten und wird heute immer noch vielfach praktiziert. Es hat keinerlei Nebenwirkungen, setzt aber voraus, daß ein Mann seinen Körper beherrschen kann. Viele Frauen empfinden den Rückzieher als Lustminderung. Der Partner muß sich auf den Samenerguß konzentrieren und kann sich nicht voll seiner Gefährtin und dem gemeinsamen sexuellen Erlebnis hingeben. Außerdem ist die Versagerquote so hoch, daß man dieses Verfahren nur mit großer Einschränkung unter die empfängnisverhütenden Maßnahmen einordnen kann.

Nur für den Notfall - die Pille danach

Strenggenommen ist sie kein Verhütungsmittel, wie z.B. die Antibabypille. Sie wird in seltenen Fällen eingesetzt, vor allem, wenn eine Frau das Gefühl hat, daß ›es passiert‹ ist. In diesem Fall sollte sie sich so früh wie möglich mit ihrem Gynäkologen über diese Gegenmaßnahme unterhalten. Die vier hoch dosierten Dragees bestehen aus Gestagenen und Östrogenen. Die ersten zwei Pillen dürfen nicht später als 48 Stunden nach der sexuellen Begegnung eingenommen werden. Sie sollen das Einnisten der eventuell befruchteten Eizelle verhindern. Laut Gesetz handelt es sich dabei nicht um einen Schwangerschaftsabbruch, weil ja noch keine Verbindung zwischen Eizelle und Gebärmutter zustande kam (§ 219 des StGB).

Tubensterilisation und Vasektomie

Die radikalste Form der Empfängnisverhütung ist ein chirurgischer Eingriff, um die Fruchtbarkeit zu unterbinden. Die bisher geschilderten Maßnahmen sind reversibel, das bedeutet, sie können jederzeit rückgängig gemacht werden, wenn ein Kinderwunsch besteht.

Bei der Sterilisation der Frau oder Vasektomie des Mannes gelingt die Wiederherstellung der Fruchtbarkeit nur in ganz wenigen Fällen. Der Eingriff sollte daher sehr sorgfältig abgewogen werden und erst erfolgen, wenn dringende Gründe vorliegen oder das Paar ganz sicher ist, keine Kinder (mehr) zu wollen, auch nicht mit möglichen anderen Partnern. Bei der Sterilisation liegt die Möglichkeit, doch schwanger zu werden, bei etwa 0,5 Prozent. Nach der Vasektomie des Mannes ist das Risiko einer unerwünschten Zeugung etwas größer.

Der Vorteil der Sterilisation besteht darin, daß bei hoher Sicherheit weder das Sexualleben der Frau noch das des Mannes beeinträchtigt wird. Während in den USA, England und der Schweiz etwa zehn Prozent der Bevölkerung diesen Weg der Familienplanung wählen, liegt die Bereitschaft zur Sterilisation in Deutschland bisher noch deutlich niedriger. Bei uns werden jedes Jahr zwischen 20000 und 40000 Sterilisationen vorgenommen – überwiegend bei Frauen. In Amerika dagegen sind bereits drei Viertel aller Operierten Männer. Der Eingriff beim Mann ist nämlich einfacher und schneller durchzuführen als bei Frauen und auch ambulant möglich.

Das wichtigste Ziel bei der Sterilisation der Frau ist, die Eileiter undurchlässig zu machen. Der operierende Frauenarzt kann sich dabei auf drei verschiedenen Wegen Zugang zu den Eileitern verschaffen: durch einen kleinen Bauchschnitt entlang der Schamhaargrenze; mit einem knopflochgroßen

Schnitt am Nabel, durch den ein Instrument zur Bauchspiegelung (Laparoskopie) eingeschoben wird und durch das hintere Scheidengewölbe. Die Eileiter werden je nach Methode unter Vollknarkose abgebunden, durchtrennt, verschorft, mit Kunststoffringen abgeschnürt oder mit Plastikclips zusammengedrückt und verschlossen.

Keine Angst! Mit Ausnahme der Fruchtbarkeit werden die Funktionen der weiblichen Geschlechtsorgane durch eine Unterbindung der Eileiter nicht beeinflußt. Auch die häufiger geäußerte Befürchtung, nach einer Sterilisation setzten die Wechseljahre eher ein, konnte nicht bestätigt werden. Die Eierstöcke funktionieren wie bisher, die Produktion der Sexualhormone geht also ungehindert weiter. Es gibt weder Veränderungen der Regelblutung, der sexuellen Erlebnisfähigkeit, noch der Figur. Auch auf das Körpergewicht hat der Eingriff keinen Einfluß. Die Frage der Kostenübernahme sollte vor dem geplanten Eingriff mit der Kasse und dem operierenden Gynäkologen geklärt werden.

Ob es nach einer Sterilisation zu seelischen Konflikten kommt, konnte noch nicht eindeutig geklärt werden. Sogar Männer verkraften den Eingriff erstaunlich gut. Denn ihre Potenz wird nicht betroffen, nur die Zeugungsfähigkeit. Der Anteil der Sterilisierten, die den Eingriff bereuen und ihre Ärzte um eine Wiederherstellung der Fruchtbarkeit bitten, liegt bei höchstens fünf Prozent.

So verläuft eine Vasektomie: In örtlicher Betäubung oder Narkose wird mit zwei etwa ein Zentimeter großen Schnitten der Hodensack geöffnet und die Samenleiter werden durchtrennt. Dabei wird je ein Stück der Samenleiter entfernt und zur mikroskopischen Kontrolluntersuchung in ein Fachlabor eingesandt. Die Enden der Samenleiter werden unterbunden und umgebogen oder mit elektrischem Strom verschmort und auf diese Weise undurchgängig gemacht. Damit wird künftig der Samentransport von Hoden und Nebenhoden über die Samenleiter und Harnröhre nach außen unterbrochen.

Nach der Operation dauert es noch etwa sechs Monate, bis der Mann zeugungsunfähig ist. Denn es befinden sich noch Samenfäden in den Samenbläschen. Deshalb wird der Erguß des Operierten in größeren Zeitabständen so lange untersucht, bis feststeht, daß keine Spermien mehr vorhanden sind. Es sollten jedoch von Zeit zu Zeit Kontrolluntersuchungen durchgeführt werden, da in sehr seltenen Fällen durch Narbenbildung eine erneute Durchlässigkeit der Samenleiter auftreten kann.

Familienplanung in der Zukunft

Seit Jahren wird sie versprochen, ist aber immer noch nicht für jedermann greifbar – die Pille für den Mann. So groß die Fortschritte auch auf dem Gebiet der Empfängnissteuerung sein mögen, die Hauptverantwortung und -last liegt immer noch auf den Schultern der Frau. Die Erprobung einer Antibabyspritze für Männer im Institut für Biologie und Reproduktionsmedizin an der Pariser Universität und der Universität in Münster läßt hoffen.

Wichtig ist das Umdenken einiger Wissenschaftler. Sie möchten den Frauen den jahrzehntelangen Hormonkonsum ersparen und die Männer in die Pflicht nehmen. Die ›Männerspritze‹ beruht auf dem gleichen Prinzip wie die ›Frauenpille‹. Mit einer wöchentlichen Dosis von 250 Milligramm männlichen Geschlechtshormons (Testosteron), das in die Pobacken gespritzt wird, soll der Hirnanhangdrüse signalisiert werden, daß keine weitere Spermaproduktion mehr erfolgen muß.

Potenz, Lust, männliches Aussehen sowie Wohlbefinden scheinen nach den bisherigen Erfahrungen bei gesunden Männern nicht beeinträchtigt zu sein. Alle drei Monate wird der Samenerguß auf fortpflanzungsfähige Spermien kontrolliert. Es dauert einige Monate, bis sich keine Spermien mehr im Erguß befinden. Testosteron kann aber aggressiv machen und den Appetit auf Sex verstärken.

Fazit: Es wird noch eine Weile dauern, ehe das ideale Verhütungsmittel für Männer auf dem Markt ist.

Auch die für Frauen entwickelten Fruchtbarkeitsregulierungen werden unterdessen vervollkommnet. Vielleicht ist das Vaginal-Kondom (Markenname ›Femidom‹) eine Alternative zum Männer-Kondom. Es ist ein Latexgebilde mit flexiblen Gummiringen an beiden Enden, das die gesamte Scheide wie eine Folie abdeckt und außer Verhütung auch Schutz gegen sexuell übertragbare Krankheiten wie z. B. Aids bietet.

Wesentliche Erleichterungen werden auch vom hormonhaltigen Implantaten und Vaginalringen erwartet. Die Implantate werden unter die Haut gepflanzt und schützen jahrelang vor unerwünschtem Kindersegen. Die Vaginalringe können von Frauen selbst eingesetzt werden. Diese Mittel versprechen zwar eine leichtere Anwendung, sind aber an Hormongaben gebunden.

Bei der Sterilisation werden ebenfalls Verbesserungen gemeldet, die vor allem die Chancen einer Wiederherstellung der Fruchtbarkeit erhöhen. Clips, Silastic-Ringe oder ein Silastic-Pfropf, der die Eileiter verschließt, könnten eine vielversprechende Alternative für Pillenmüde sein.

6. Kapitel

Wie man die Aufmerksamkeit von Männern erregt

Einer Umfrage zufolge schauen 60 von 100 Männern zuerst einer Frau ins Gesicht, wenn sie einen Blick riskieren. 21 Prozent gucken danach auf den Busen und/oder die unteren Körperregionen und erst nach dieser Einschätzung, die in Sekundenschnelle ablaufen kann, suchen sie Augenkontakt. Auch ohne Kenntnisse von Umfrageergebnissen wußten Frauen schon immer, daß sie zunächst mit ihrem Gesicht die Aufmerksamkeit erregen.

Schon in allerfrühester Zeit versuchten sie, es mit Hilfe von pflanzlichen, tierischen und mineralischen Farbstoffen zu verschönern. Zwar haben sich Mittel und Schönheitsideale im Laufe der Zeit gewandelt, aber der Wunsch, zu gefallen und aufzufallen, ist geblieben. Die dekorative Kosmetik (Decoratio bedeutet soviel wie Hervorheben des Schönen) verfügt über Hilfsmittel, die kleinere Fehler vertuschen und Vorteile betonen. So können z. B. zu dünne oder zu breite Lippen, ein zu längliches oder zu breites Gesicht durch geschickte Anwendung eines Make-up korrigiert werden. Solche vorteilhaften ›Augenwischereien‹ wirken sich nicht nur positiv auf das Äußere, sondern auch meist günstig auf das Wohlbefinden und Selbstbewußtsein einer Frau aus. Daran sollte sie in erster Linie denken, wenn sie anfängt, an ihrem Erscheinungsbild zu arbeiten.

Junge Menschen haben in den meisten Fällen noch nicht das sichere Gefühl für das, was ihre Vorteile unterstreicht. Es dauert oft Jahrzehnte, bis eine Frau ihren ganz persönlichen Stil gefunden hat und die Sicherheit, ihn auch gegen Modetrends zu verteidigen, ohne antiquiert zu erscheinen. Junge Mädchen müssen und sollen experimentieren, Trends mitmachen, Vorbilder nachmachen, um dabei ihre eigene Persönlichkeit zu entwickeln. Eine Frau, die schon weiß, daß sie nicht nur den Männern, sondern einem bestimmten gefallen möchte, wird sich anders verhalten.

Um den erwünschten Erfolg zu haben, ist es hilfreich, die

eigenen Schwächen und Stärken zu kennen. Ist man unsicher, gibt es genügend Berater, von der interessierten Verkäuferin bis zum Visagisten, Stylisten und Mitarbeiter eines Haarstudios. Frauenzeitschriften werden nicht müde, alle Jahre wieder Tips zur Veränderung und Verschönerung zu geben. Auch wenn Sie mutig auf Vorschläge eingehen und sich Ihre Löwenmähne knallrot färben lassen, womit Sie automatisch alle Blicke auf sich lenken, bleibt eine Frage die wichtigste: Fühlen Sie sich wohl dabei? Es genügt ja nicht, daß Sie Nagellack und Lippenstift sowie Ihre Kleidung auf die neue Haarfarbe abstimmen – Sie müssen auch das Rollenbild ausfüllen, das Sie nun verkörpern. Stellen Sie vor allem Ihre sexuelle Attraktivität heraus, so dürfen Sie sich nicht wundern, wenn Sie von Typen angesprochen werden, die Sie eigentlich nicht herausfordern wollten.

Kleidung spielt in der Sexualität eine Doppelrolle: Einerseits soll sie die Sexualorgane verbergen, andererseits aber die Aufmerksamkeit auf sie lenken und die Betreffende reizvoller erscheinen lassen. Der Konflikt zwischen Schicklichkeit und Verschönerung führt zu allen möglichen erfinderischen Kompromissen in der Frauenkleidung, besonders, wenn es um die Brüste geht. Früher wurden die männlichen Sexualorgane in ähnlicher Weise zugleich verborgen und vergrößert, z. B. durch den Hodenbeutel. Eine solche Betonung würde heute wohl eher auf Ablehnung stoßen.

Anders bei den Frauen: Sexuelle Attraktivität ist ein gewollter Aspekt ihrer äußeren Erscheinung. Viele stellen ihre sexuellen Vorzüge deutlich zur Schau, auch wenn sie den Appetit, den sie wecken, nicht zu befriedigen bereit sind. Sie lasten es den Männern an, wenn die auf das vermeintliche Angebot eingehen. Warum verhalten sich manche weibliche Wesen so? Vielleicht tun sie es unbewußt; vielleicht möchten sie vorteilhafte, aber keineswegs sexuelle Reaktionen provozieren. Es ist aber auch möglich, daß sie meinen, ihr Selbstwertgefühl zu verbessern, wenn sie begehrt werden. Versuche ergaben, daß für Frauen wie Männer die körperliche Attraktivität eines möglichen Partners die wichtigste Vorstufe zur späteren Zuneigung ist. Dabei spielt es keine Rolle, ob er ebenso gut aussieht, wie man selbst.

Wissen Sie, was Sie wollen?

Um Risiken und Enttäuschungen zu reduzieren, sollten Sie sich klar darüber sein, auf welche Art von männlichem Wesen Sie Wert legen. Möchten Sie den Partner fürs Leben, einen zeitweiligen Bettgefährten, den Verehrer auf Entfernung, eine romantische Beziehung, die berühmte starke Schulter zum Anlehnen, einen Vorzeigmann als Überraschungseffekt bei gesellschaftlichen Ereignissen oder einfach nur Sex, Spaß und Spiel? Der betreffenden Zielgruppe sollten Sie Ihre Aufmachung anpassen. Ihr Erfolg könnte aber auch darin liegen, daß Sie im unpassenden Outfit in eine angepaßte Gesellschaft geraten. Bei aller Planung gibt es bei der Partnersuche Risiken und nicht nur den großen Unbekannten. Je selbstsicherer Sie sind (oder scheinen), um so weniger kann Ihnen (oberflächlich gesehen) geschehen.

Hier ein paar allgemeine Hinweise auf durchschnittliche männliche Reaktionen:

- Blondinen (ganz gleich, ob echt oder mit Unterstützung der chemischen Industrie) ziehen die meisten Männerblicke auf sich. Das erklärt man sich hauptsächlich dadurch, daß männliche Wesen instinktiv auf die hellen, strahlenden, gold- oder sonnenfarbenen Reize reagieren. Es ist trotzdem durchaus möglich, daß sie ihre dunkelhaarige Frau tief und innig lieben.
- Männer, die auf flippige Mode fliegen, können durchaus ihre Dauerzuneigung einem weiblichen Wesen im mausgrauen Schneiderkostüm widmen. Mag sein, daß die klassisch Gekleidete ihn an seine Gouvernante, Tante, Mutter erinnert. Vielleicht empfindet er es auch nur als erstrebenswert, daß die zukünftige Mutter seiner Kinder den Mut hat, sich von allen anderen Frauen deutlich abzuheben. Und wahrscheinlich erhofft er sich von der wenig verkaufsträchtigen Verpackung Treue und Tugend.

Erfolgreiche Strategien

Sind Sie sich in einer stillen Stunde klar geworden, daß Ihre Vorzüge für den Normalverbraucher nicht auf den ersten Blick zu erkennen sind, haben Sie die wichtigste Etappe der Schlacht schon gewonnen. Es bedarf also eines zweiten Blikkes, um des Mannes Neugier und Begierde für sich zu wekken. Und es gilt, eine andere Taktik anzuwenden. Schaffen Sie eine Situation, in der Sie mit ihm ins Gespräch kommen. Fragen Sie ihn geschickt aus, um mehr über ihn und seine Neigungen zu erfahren. Zeigen Sie sich interessiert an seinen Hobbys und bitten Sie ihn, mehr darüber zu erzählen.

So kann sich sehr zwanglos ein Wiedersehen ergeben. In der Zwischenzeit könnten Sie sich auf diesem Gebiet ein wenig ›schlau machen‹. Beim nächsten Treffen wird er sich geschmeichelt und ernst genommen fühlen, wenn Sie durchblicken lassen, wie sehr Sie von seinen Interessengebieten fasziniert sind. Sie bieten ihm damit die Möglichkeit, sich von seiner besten Seite und (scheinbar) überlegen zu zeigen. Wenn er klug ist, nimmt er die Chance wahr, Ihnen so viel darüber zu erzählen, bis Sie ihn stoppen, weil es inzwischen andere Faszinationen für Sie beide gibt.

Haben Sie sich vorgenommen, einen bestimmten Mann zu erobern, der aber von Ihrem Vorhaben noch keine Ahnung hat, so bedarf es eines genauen Planes, ihn davon zu überzeugen, daß nur Sie die ›Richtige‹ für ihn sind. Einer davon ist, akribisch wie ein Detektiv vorzugehen. Finden Sie also alles über ihn heraus, was Sie überhaupt in Erfahrung bringen können. Jedes Detail spielt eine Rolle: vergangene Freundinnen und eventuell akute, Neigungen, Vermögen, Verwandtschaftsverhältnisse, Lieblingsspeisen, -gerüche, Aufenthaltsorte, Ängste, Gewohnheiten, Eigenschaften, Eigenheiten, Fehler, Hoffnungen, Wünsche, bevorzugter Frauentyp. Oberstes

Gebot ist natürlich, daß niemand Ihrer Spionagetätigkeit auf die Spur kommt. Ihr Wissen über ihn ist eine wichtige Waffe im Eroberungskampf. Sie können nun rein zufällig an Orten auftauchen, an denen er sich auch gerade aufhält. Ein kleines, aufmunterndes Lächeln von Ihnen, eine Frage, die ihn interessiert, und endlich sind Sie im Gespräch. Wenn Sie auch noch cool dabei bleiben und ihn zappeln lassen können, wenn er Interesse an Ihnen signalisiert, hat sich aller Wahrscheinlichkeit nach Ihr Einsatz gelohnt.

Haben Sie zwar das Gefühl, daß er Sie gerne kennenlernen möchte, aber nicht den Mut hat, die Initiative zu ergreifen, so unternehmen Sie einfach selbst etwas. Ist es nicht ein großer Fortschritt, daß Frauen von heute nicht mehr passiv bleiben müssen, sondern Ihre Sympathie bekunden können, ohne dabei die Achtung des Angesprochenen zu verlieren? Warum diese Chance vertun?

Es ist doch ganz unverfänglich, einen Brief zu schreiben, in dem Sie ein Treffen vorschlagen, oder ihn zu bitten, Ihnen bei der Lösung eines Problems behilflich zu sein. So kann er sich als ›Ritter‹ erweisen und sicher fühlen, denn von Ihren wahren Absichten hat er ja keine Ahnung. Sie aber haben die Möglichkeit zu testen, ob er aus der Nähe hält, was Sie sich aus der Entfernung von ihm versprachen. Das erste Treffen muß ja nicht gleich in Ihrer Wohnung erfolgen. Restaurant, Kino, Theater, Sportveranstaltung sind so schön unverbindlich. Ihre Freunde könnten ebenfalls einen zwanglosen Kontakt herstellen. Im geselligen Kreis kann man ganz locker aufeinander zugehen und der Mann fühlt sich zunächst nicht als ›Opfer‹, das um seine Freiheit bangen muß.

Körpersignale

Deutlicher und ehrlicher als Worte können Bewegungen, Gesten und Haltung des menschlichen Körpers ausdrücken, was ein Mensch wirklich fühlt. Schon lange wird die sogenannte Körpersprache entschlüsselt. Sie ist für jeden guten Beobachter aufschlußreich, denn pausenlos werden bewußt oder unbewußt Botschaften ausgestrahlt, ohne daß nur ein einziges Wort zu fallen braucht. Aber auch bei völlig kühl geführten Gesprächen läßt sich trefflich flirten – dank der ›nonverbalen‹ Kommunikation, der ›wortlosen‹ Verständigung.

Strahlende, glänzende Augen, schwingende Hüften oder eine Hand, die Berührung sucht, sind deutliche Signale weiblicher Flirtbereitschaft. Ziehen Männer den Bauch ein, zupfen sie an Schlips oder Bart und stemmen sie den Daumen wie Westernhelden in Gürtel oder Hosenbund, so deuten Psychologen dies als männliches Balzverhalten. Beobachten Sie doch einmal Politiker im Wahlkampf, die um Ihre Stimme werben. Einige beherrschen die Kunst der Körpersprache sehr gut.

Auch Frauen setzen dieses wirksame Instrument in der Öffentlichkeit ein, allerdings anders als Männer. Sie taktieren mit auf der Brust oder den Hüften plazierten Händen, Sitzen mit unterhakten Beinen, ausgebreiteten Armen, nach außen gedrehten Handtellern. Als Ablehnung werden verschränkte Arme und zusammengepreßte Oberschenkel sowie eine verkrampfte Haltung gedeutet.

55 von 100 Frauen prüfen zuerst das Gesicht, dann die Hände, bis sie einem Mann in die Augen sehen. Innerhalb von acht Sekunden sind sie so in der Lage, alle für sie wichtigen Informationen über ihr Gegenüber zu sammeln. Entsprechen sie ihrer Wunschvorstellung, dann werden die meisten eine Annäherung herbeizuführen versuchen. 84 Prozent aller Flirts gehen von Frauen aus.

Verführungskünste

Jede Frau hat ihre eigene Methode, einen Mann an sich zu fesseln. Die Kunst der Verführung ist so alt wie die Menschheit selbst. Sie beginnt mit dem berühmten Apfel von Eva und Adam. An den Folgen ihrer Überredungskunst tragen wir noch heute. Denn mit provokativer Kleidung wie knallengen Röcken, weit geöffneten Blusen, knisternden Seidenstrümpfen, hautengen Jeans, hochhackigen Pumps, konnte sie ja noch nicht locken. Es ist auch nicht überliefert, ob sie ihre Wimpern tuschte, Düfte benutzte, die Lippen rot betonte. Das hatte sie ja auch gar nicht nötig, denn Adam war zwangsläufig auf die einzige zur Verfügung stehende Frau angewiesen. Frauen von heute müssen sich da schon mehr anstrengen, um neben all den gut aussehenden, gepflegten, gescheiten Konkurrentinnen zu bestehen.

Männer stehen nun einmal auf Optik und reagieren rasch auf sexuelle Signale. Rote Fingernägel gelten als solche, strahlendes Lächeln, erweiterte Pupillen, eine vorwitzige Zunge, die leicht über rote Lippen streicht, ein hochrutschender Rock, tiefe Blicke. Sind Sie auf Partnersuche in einer Bar, dem Flughafenrestaurant oder einem Tanzschuppen, so sondieren Sie zunächst einmal, wer für Sie in Frage käme. Setzen Sie dabei geschickt Ihre äußeren Vorzüge, die geschilderten weiblichen Lockmittel und/oder die Körpersprache ein.

Nur ein Teil (40 bis 60 Prozent) wird auf Ihre Herausforderung eingehen. Suchen Sie sich darunter in Ruhe den Typ aus, der Sie aus der Ruhe bringt. Ermutigen Sie ihn, zurückzuflirten. Seien Sie in dieser Vorstufe zum Erfolg nicht zu forsch und überlassen Sie ihm nun die Initiative oder zumindest das Gefühl, er sei der große Eroberer. Soll die Beziehung etwas länger halten als ein paar stürmische Nächte, ermutigen Sie ihn zunächst und beginnen Sie ihn mit Zärtlichkeit, Schmusen, Küssen zu verwöhnen. Er fühlt sich dann akzeptiert und geliebt und nicht allein sexuell herausgefordert. Das Hinauszögern gibt Ihnen beiden die Chance, aufeinander zuzugehen. Die wachsende Spannung macht die Liebe aufregender, das Herzklopfen größer.

Die Kunst des Küssens

Mit den Lippen lieben ist die zärtlichste Form der Verführung. Auf die sanften Berührungen reagiert die Haut sehr sensibel. Es gehört zu den höchsten erotischen Genüssen, durch Küssen den Körper des anderen zu verwöhnen und zu erkennen. Verständlich, daß 80 von 100 Paaren diese zarte Eroberungstaktik gern einsetzen. Beim Kuß passiert im Körper eine ganze Menge – der Herzschlag wird schneller, der Blutdruck steigt auf das Doppelte an, die Haut ist bis zu 30 Prozent stärker durchblutet.

Ursprünglich hatte diese aufregende Art von Berührung einen ganz anderen Sinn. Mütter der Steinzeit fütterten ihre Kinder ganz ähnlich wie Tiere, nämlich von Mund zu Mund mit erkautem Nahrungsbrei, so berichtet es uns der Verhaltensforscher Irenäus Eibl-Eibesfeld. Bei einigen afrikanischen und philippinischen Naturvölkern gehört Kußfüttern noch heute zu einer wichtigen Komponente der Mutter-Kind-Beziehung.

Sigmund Freud sah im Saugen des Säuglings an Mutters Brüsten nicht nur die Nahrungsaufnahme, sondern auch eine orale Befriedigung. Mit Hilfe von Ultraschall kann man beobachten, daß bereits sieben Wochen alte Embryos auf Lippenberührungen reagieren.

Der Kuß ist die am häufigsten angewandte Form der Zärtlichkeit. Es gibt unzählige Arten und jeder hat im Laufe der Zeit wohl seine eigene Technik entwickelt. Ängstlichen sei versichert, daß das gegenseitige Berühren der Lippen sogar der Gesundheit zuträglich ist. Langzeitstudien aus den USA belegen, daß Menschen, die täglich küssen, seltener krank werden und durchschnittlich fünf Jahre länger leben können. Die mindestens 40000 Keime, die bei jedem intensiven Lippenkontakt ausgetauscht werden, können uns wenig anhaben, da der Speichel auch Antikörper enthält, um die Küssenden z. B. vor Infektionen zu schützen.

In einer Untersuchung stellte sich heraus, daß sich von 13 Testpersonen, die Erkältete geküßt hatten, nur eine ansteckte. Nicht nur unserem Wohlgefühl, auch unseren Zähnen tut diese Art von erotischem Kontakt gut. Durch die angeregte Speichelbildung werden sie mit darin enthaltenen Mineralstoffen besser versorgt und somit wird der Schmelz gefestigt.

Männer denken weniger an ihren Zahnschmelz, wenn sie zugeben (84 von 100 Befragten), daß intime Küsse bei ihren Sexwünschen Platz eins einnehmen. Die meisten Erwachsenen, vor allem Frauen finden, daß nichts besser die Lust auf Liebe anheizen kann als ein langer erotischer Kuß. Es wird vermutet, daß im Speichel auch Sexuallockstoffe enthalten sind, die süchtig aufeinander machen. Bevor die Lust das Blut in unsere Sexualorgane treibt, wird die Mundschleimhaut durch intensives Küssen elektrisiert. Der Speichelfluß nimmt zu, die Lippen werden voller, rosiger, weicher. Deshalb steht ein großer, rotgeschminkter weiblicher Mund für Sinnlichkeit, Verführungskunst und Sinnesfreuden. Vergessen Sie bei Ihrer Attacke daher nicht, Ihren Lippenstift als kleine Verführungshilfe einzusetzen.

Wie man Männer abstößt

»Die modernen Frauen haben alles unternommen, um die Männer abzuschrecken. Das ist ihnen gelungen«, bemerkte Modeschöpferin Coco Chanel. In ihrem Buch ›Der Ruin der Geschlechter‹ behauptet die kanadische Journalistin Denise Bombardier: »Die moderne Frau ist ein Macho geworden.« Ihre Begründung: Sie wolle alles – Liebe, Karriere und Kinder. Um das zu vereinbaren, verhalte sie sich wie die Männer: »Für Liebe, Freizeit und Arbeit gibt es Schubladen, die je nach Bedarf rücksichtslos geöffnet und geschlossen werden.«

Wünschten sich Frauen einst Sicherheit und Geborgenheit, erwarten sie heute Männlichkeit, finanziellen Erfolg und Unabhängigkeit, gleichzeitig aber auch Nähe und Sensibilität. »Verlassenen Männern bleibt oft als Trost nur die Freundin der Ex-Geliebten«, bedauert die Autorin. Manche Männer sähen auch darin keinen Ausweg mehr und reagierten mit Selbstmord oder Mord an Frau und Kindern auf Trennung und Einsamkeit.

Es soll nicht bestritten werden, daß ein Hauptgrund für Beziehungskrisen in unserer Zeit das neue Selbstbewußtsein der Frauen ist. Männer fühlen sich unabhängigen Partnerinnen unterlegen, können ihre Erwartungen nicht erfüllen und fühlen sich auch immer häufiger dem Existenzkampf mit ihnen nicht gewachsen. Sie sind einfach auf diese Art von Wettkampf schlecht vorbereitet und meist nicht so klug, Zusammenarbeit anzubieten, statt den Aufstand zu erproben.

Wollen Sie Männer in die Flucht schlagen, so funktioniert mindestens einer dieser Vorschläge todsicher:

- Lassen Sie ihn nie zu Wort kommen.
- Antworten Sie für ihn, wenn Sie beide auf einer Party sind.

- Geben Sie ihm immer wieder zu verstehen, daß Sie mehr Geld verdienen als er.
- Demütigen Sie ihn im Schlafzimmer, indem Sie seine Leistungen klein machen.
- Machen Sie ihn vor anderen lächerlich.
- Spotten Sie über seinen Bauch, den Haarausfall.
- Stören sie ihn beim Fernsehen, vor allem bei Sportsendungen.
- Degradieren Sie ihn zum Hausmeister.
- Rufen Sie ihn ständig im Büro an.
- Fragen Sie ihn nie nach seinen Sorgen und beruflichen Erfolgen.
- Reagieren Sie mit Liebesentzug, wenn Ihnen etwas nicht paßt.
- Stehen Sie mit der Stoppuhr an der Haustür, falls Sie Ihre fruchtbaren Stunden errechnet haben und von ihm schwanger werden wollen.
- Sagen Sie ihm brutal ins Gesicht, daß Sie mit seinem besten Freund ein Verhältnis haben.
- Verfolgen Sie ihn mit Mißtrauen und Eifersucht.
- Verlangen Sie ständig Liebeserklärungen.
- Gehen Sie nur noch mit ihm ins Bett, wenn er den Heiratstermin festgemacht hat.

Hält er dennoch bei Ihnen aus, ist Ihnen beiden wirklich nicht zu helfen.

7. Kapitel

Alles ist Liebe

Ich liebe dich – drei Worte, so alt wie die Menschheit, die immer noch die Welt verändern. Drei Worte, die höchstes Glück versprechen, aber auch zu Dramen und Katastrophen führen können. Keine Frau, und sei sie noch so erfolgreich, selbstbewußt und selbständig, wird sich dem Zauber dieser Botschaft entziehen können. Zumindest wird es ihr schmeicheln, geliebt und begehrt zu werden.

Auch wenn eine Frau ganz bewußt für ihre Karriere lebt und wechselnde Partner Ehemann und Kindern vorzieht, ist sie nicht gefeit gegen ein gelegentliches Gefühl der Einsamkeit und Nutzlosigkeit. Plötzlich ist die Sehnsucht nach einem Menschen, für den sie das Wichtigste ist, der Wärme und Nähe bedeuet, übermächtig. Aber Liebe läßt sich nicht erzwingen.

Was ist Liebe? Es gibt hunderte von Definitionen. Warum gerade er? Wie kommt es, daß kluge, kühle, zurückhaltende Frauen sich plötzlich Hals über Kopf an einen Menschen verlieren, vor dem ihr Verstand sie warnt? Was läuft da ab?

Vom wissenschaftlichen Standpunkt aus nichts weiter als eine chemische Reaktion. »Liebe«, so der Innsbrucker Physiologe Dr. Gerhard Crombach, »ist eigentlich nur eine chemische Formel: $C_8 H_{11} N$ = Phenylethylamin.« Der israelische Professor Zwi Naor, der sich seit Jahren mit diesem Endlos-Thema befaßt, erläutert, daß diese Liebesdroge, die unser Leben von einem Augenblick zum anderen verändern kann, im Hypothalamus (ein Teil des Zwischenhirns) gebildet wird. Zwi Naor – er ist der Leiter der Fakultät für genetische Wissenschaften (Vererbungslehre) der Universität in Tel Aviv: »Der wichtigste Geschlechtsteil des Menschen ist sein Kopf.«

Das ist der Countdown für Liebe auf den ersten Blick:

Stufe 1: Das Auge sammelt die wichtigsten Informationen des Gegenübers, wie Augen- und Haarfarbe, Größe, Figur, Frisur, Hände, Kleidung, und gibt sie mit der Spitzengeschwindigkeit von 432 Stundenkilometern an das Großhirn weiter. Auch das Ohr wird aktiv und fängt entscheidende akustische Signale ein, wie angenehm leise Stimme, herzliches Lachen etc. Inzwischen bleibt die Nase nicht müßig. Sie erfaßt den ganz individuellen Geruch eines Menschen, der von Haut, Schweißdrüsen und Geschlechtsorganen ausströmt, auch wenn er von sexuellen Ersatzdüften wie Rasierwasser, Seife, Deo, Parfüm überdeckt wird. All diese Wahrnehmungen werden vom Großhirn sortiert und mit Eindrükken, die von Geburt an dort gespeichert wurden, verglichen. Dabei kann ein Duft, der an den Vater erinnert, ein Grübchen am Kinn der ersten Liebe, die Augenfarbe eines Mannes oder einer Frau, die man als Kind liebte, von entscheidender Bedeutung sein. Werden negative Erinnerungen mobilisiert, behält man einen klaren Kopf.

Sind die Erinnerungen positiv, folgt Stufe 2: Der erbsenkleine Hypothalamus wird tätig und erzeugt den Liebesstoff Phenylethylamin, der wiederum eine ganze Kettenreaktion anderer chemischer Prozesse auslöst. Um welche Substanzen es sich dabei außer Adrenalin (körpereigenes Aufputschmittel) und Endorphinen (körpereigenes Schmerzmittel) handelt, wurde noch nicht genau herausgefunden. Es könnte sein, daß ein erst kürzlich entdecktes Hormon, das Oxtozin, Liebes- und Lustgefühle mitauslöst. Dieser Eiweißstoff, der bei der Ejakulation um die dreifache Menge im Blut ansteigt, wird auch beim Stillen ausgeschüttet und beeinflußt die innige Beziehung der Mutter zum Kind. Festzustehen scheint, daß wir dieser im Hypothalamus gebildeten Zauberstimulanz das Glücksgefühl während und nach dem Orgasmus verdanken.

Professor Naor, der für seine Forschungen ausgezeichnet wurde, fand heraus, daß an den Wänden der haselnußgroßen Hormonfabrik Hirnanhangdrüse (Hypophyse) ein Eiweiß haftet, das von der Liebesdroge C_8 H_{11} N angeregt wird und sie in feiner Verteilung weiterleitet. Er vermutet, daß dadurch auch andere Hirnzellen aktiviert werden, die für Liebe und Lust mitverantwortlich sind. Vom ersten tiefen Blick bis zur Vollbeschäftigung des chemischen Labors in unserem Körper sind nun genau vier Sekunden vergangen. Der Herzschlag hat sich fast um 50 Prozent beschleunigt, die berühmten Schmetterlinge flattern im Bauch, der Atem geht schnell, der Mund wird trocken, die Pupillen weit.

Die Verhaltensforscher Christiane Doemer und Dr. Karl Grammer vom Münchner Max-Planck-Institut stellten bei einem Test mit 300 Abiturienten fest, daß die jungen Frauen – hat es gefunkt – nach vorn gebeugt ihre Auserwählten auffordernd anlachten, ihnen ihr Gesicht zuwandten. Die jungen Männer lehnten sich zurück und lächelten scheu. Die Frauen ergriffen nun ganz klar die Initiative, sie begannen zu reden und teilten durch ihre Körpersprache mit, daß sie näheren Kontakt wünschten. Den meisten war ihr Verhalten gar nicht bewußt.

Eine biochemische Reaktion ist also schuld, wenn zwei wildfremde Menschen einander von einer Minute zur anderen verfallen, sei es für ein ganzes Leben oder für eine Nacht. »Liebe hängt von Störungen der normalen Abläufe im Gehirn ab«, so drastisch drückt es Dr. Michael R. Liebowitz, Professor für Klinische Psychiatrie an der amerikanischen Columbia-Universität aus.

Den Sexualforschern Kinsey, Masters und Johnson verdanken wir Erkenntnisse über Stufe 3, den Orgasmus: Nervenimpulse zucken vom Rückenmark zum Gehirn zurück, ein Füllhorn von Hormonen wird dabei ausgeschüttet. Sie stimulieren die Sex-Steuerzentrale (Hypothalamus), die auf Hochtouren läuft. Der Kopf gibt den Befehl zur befreienden Explosion, dem Orgasmus. Der erschöpfte Organismus produziert danach ein Anti-Lusthormon (Acetylcholin), das die stimulierenden Hormone abblockt. Der Verstand gewinnt wieder die Oberhand. Menschen, die völlig aufeinander fixiert waren, können einander plötzlich wieder fremd sein. Professor Naor: »Eine Überdosis oder ein Mangel an Phenylethylamin haben eine aufputschende oder sterilisierende Wirkung. Die genaue Dosierung ist für das Sexualleben von entscheidender Bedeutung. Vielleicht gelingt es in Zukunft, diesen Eiweißstoff aus dem Gehirn zu isolieren und eine Liebespille herzustellen.«

Liebe auf den ersten Blick, die die geschilderte chemische Kettenreaktion in Gang setzt, reicht nicht für ein längeres Glück, befürchten manche Eheberater. Die Hamburger Diplom-Psychologin Dr. Heidrun Brauer rät deshalb, die Liebe ›auf den ersten Blick‹ zu prüfen, ob sie auch dem zweiten standhält. »Sie ist eine leidenschaftliche, aber keine Vernunftsbeziehung. Deshalb müssen familiäre Herkunft, beruflicher Ehrgeiz, politische Überzeugungen, kirchlicher Glaube auf Übereinstimmungen hinterfragt werden. Zu starke Gegensätze können im Alltag Probleme bringen.« Und sie erzeugen den Streß, der Liebe tötet, die sexuelle wie die seelische. Auch dies ist eine chemische Reaktion, die eine andere, die schönste, aufhebt: die Liebe.

Männerliebe

Es ist für die meisten Frauen schwer zu verstehen und zu verzeihen – da geht der Mann mit einer käuflichen Frau ins Bett und behauptet auch noch (falls es rauskommt), daß er nur seine eigene liebe! Das muß nicht einmal eine Lüge sein. Denn Männer haben von altersher gelernt, Lust und Liebe zu trennen. Als der griechische Staatsmann Solon im sechsten Jahrhundert v. Chr. in Athen die ersten öffentlichen Bordelle erlaubte, pries ihn der Poet Philemon, er trage dafür Sorge, »daß der Manneskräfte Überschuß Gefahr nicht bringe rechtlich ehelichem Bett«.

Im Mittelalter war es üblich – und so ist es auch heute noch in einigen Ländern –, hochrangige Gäste ins Bordell einzuladen oder ihnen eine attraktive Begleiterin zur Verfügung zu stellen. Trotz vieler Männer-Dementis ergab eine Statistik, daß sich über 80 von 100 Männern mehr oder weniger häufig Sex erkaufen. Nur wenige Bordellbesucher geben das freimütig zu. Wer geht in den Puff? Wissenschaftler des ›Berliner Sozialpädagogischen Instituts‹ gingen dieser Frage nach und teilten sie in folgende drei Hauptgruppen ein: Playboys, Verlierer, Ehemänner/Familienväter.

Playboys, die schon so manches Sex-Vergnügen hinter sich haben, versprechen sich wohl von der Atmosphäre neues Prickeln und von den Damen Bewunderung. Diejenigen, die bei Frauen nicht ankommen, wollen nicht länger Verlierer sein und diese besitzen, auch wenn sie dafür bezahlen müssen. Ehemänner und brave Familienväter treibt es in bestimmte Etablissements, um zu bekommen, was Ehefrauen ihnen verweigern oder sie ihnen nicht zumuten möchten. An erster Stelle steht hier der orale Sex (›französisch‹), den mehr als 70 von 100 Freiern fordern. Laut Untersuchungen sind nicht einmal die Hälfte der festen Partnerinnen dazu bereit.

Fünf von 100 Bordellbesuchern wünschen Gruppensex, wozu nur eine von 100 ›bürgerlichen‹ Frauen bereit ist. 18 Prozent der Freier sind scharf auf Perversitäten, aber nur zwei Prozent der festen Partnerinnen ziehen z.B. freiwillig schwarzes Leder an und nehmen die Peitsche in die Hand oder lassen sich ans Bett fesseln.

Was Prostituierte immer wieder verwundert ist die Tatsache, daß sie über ihre Freier und ihre Sexwünsche meist besser Bescheid wissen als die Ehefrauen. Vermutlich, weil im Ehebett nicht über sexuelle Wünsche gesprochen wird, da Männer ihre Frauen damit nicht belästigen, verletzen oder gar erniedrigen wollen. Je mehr lustvolle Phantasien von Paaren praktiziert werden, um so weniger Bedeutung hat der Gang ins Bordell. Und dennoch wird das älteste Gewerbe der Welt nicht durch freizügigere Sexpraktiken ›wegrationalisiert‹ werden. Käuflicher Sex, ganz gleich ob am Telefon oder auf der Matratze, wird für Männer, die »mal die Sau rauslassen wollen«, immer ein Anreiz bleiben.

Wie ernst sind männliche Liebesschwüre zu nehmen? Die berühmten drei Worte, um die sich unser ganzes Denken dreht, werden in Amerika recht häufig ausgesprochen. Da versichert ein Popstar seinem Publikum, daß er es liebt, der Pfarrer seiner Gemeinde, daß er Liebe für jedes Mitglied fühlt oder ein Politiker seinen Millionen von Anhängern »I love you all«. Ein Verhalten, das in Europa eher inflationär denn als glaubwürdig eingestuft wird. Der deutsche Mann setzt die drei Worte sparsamer ein, meist zum Verdruß der Partnerinnen, die sie doch so gerne und möglichst häufig hören möchten. Diese männliche Zurückhaltung ist aber in vielen Fällen angebracht, denn die Versicherung der Liebe löst in vielen Frauen – vor allem amerikanischen – eine gewisse Erwartunghaltung aus. Sie glauben sich am Ziele ihrer jeweiligen Wünsche, sei es Verlobung, Heirat, ein Kind, der gemeinsame Urlaub, das Zusammenleben oder irgendwelche

Vorteile. Doch so weit denkt ein Mann meist nicht. Er möchte einfach einem spontanen Gefühl der Zuneigung Ausdruck verleihen.

Frauen gehen mit den Worten »Ich liebe dich« großzügiger um. Sie sind aufgeschlossener für Gefühle, spontaner, reden mehr. Vielleicht möchten sie auch mit diesen Beteuerungen vor sich selbst besser dastehen. Sex ohne Trauschein wird ganz im Geheimen doch noch mit ›Sünde‹ in Verbindung gebracht und die Liebe ist eine Art Absolution. Männer wenden die Liebesformel wohl weniger wegen eines schlechten Gewissens an; sie wissen eben, daß sie mit ihr größere Chancen haben, ihr Ziel zu erreichen – die begehrte Frau.

Die neue Lust der Frauen

Es hat doch jahrhundertelang so gut funktioniert – der Mann begehrte und eroberte, die Frau unterwarf sich in Liebe. Von ihrer Sexualität war nicht die Rede. An der geschlechtlichen Vereinigung, die laut Kirche nur der Fortpflanzung zu dienen hatte, auch noch Spaß zu haben, galt als schamlos.

Wahrscheinlich war die jahrhundertelange Negierung weiblicher Lustgefühle auch ein geschickter Schachzug der Männer, die damals schon erkannten, daß ihnen die Frau mit ihrer immerwährenden Potenz überlegen ist. Strenge Kirchenväter, die im Weibe das Unheil sahen, beriefen sich gern auf den griechischen Philosophen Aristoteles. Er lebte im vierten Jahrhundert v. Chr. und vertrat die Meinung, Lust sei nicht nötig, um ein Kind zu empfangen, da die Befruchtung durch die Verbindung von Menstruationsblut und Sperma zustande komme.

Der amerikanische Arzt Dr. Charles Pelton wies 1979 nach, daß bei weiblichen Babys alle 90 Minuten eine spontane Befeuchtung der Vagina stattfindet. Er sieht darin nicht nur eine Art Selbstreinigung der Schleimhäute, sondern auch eine Parallele zu den unwillkürlichen Erektionen bei männlichen Säuglingen – also eine Vorstufe sexueller Lust.

Sogar die katholische Kirche räumt heute zögernd ein, daß es auch weibliche Wollust gibt. Erlaubt ist sie aber natürlich nur in einer von der Kirche gesegneten Ehe. Nicht mit kirchlicher Erlaubnis versehen und von der Männerwelt mit zunehmendem Frust beobachtet, ist die ganz offene ›Anmache‹ von forschen Frauen, die auch in der Öffentlichkeit die Führung in Sachen Sex übernehmen. Sie, die sich beleidigt, mißverstanden, gekränkt fühlten und fühlen, wenn ein Mann unmißverständlich ›zur Sache‹ kommen wollte, sagen heute Männern ohne Umschweife ins Gesicht, daß sie mit ihnen gerne mehr unternehmen möchten als nur einen Kaffee zu trinken. Die an die Eroberer-Rolle gewöhnten Draufgänger reagieren häufig ratlos, hilflos und lustlos. Es blieb ihnen ja auch kaum Zeit, sich auf einen Rollentausch umzustellen.

Die bisher geübte Zurückhaltung der Frau hatte berechtigte Gründe. Es spielte nicht nur ihre Erziehung und die Moralvorstellung der Gesellschaft eine Rolle, wenn sie Lustgefühlen nicht nachgab und auf die große Liebe wartete. Vergessen wir nicht, daß die Pille erst ein paar Jahrzehnte alt ist und es erlaubt, Bettfreuden zu genießen, ohne an die Folgen zu denken. Auch wenn der Liebhaber versprach ›aufzupassen‹, blieb ihr die Angst vor einer ungewollten Schwangerschaft bis zur nächsten Monatsblutung. Auf das Temperaturmessen war nicht immer Verlaß. Da war eine Frau gut beraten, wenn sie mit einem Partner schlief, den sie mochte und von dem sie erwarten konnte, er würde sie heiraten, zumindest bei einer Schwangerschaft.

Die Leichtigkeit, mit der Männer Sex und Liebe trennen, ist selbst bei modernen Frauen eher die Ausnahme. Sie waren zu lange darauf programmiert, beides zu vereinen. Zu größerer Freizügigkeit hat – neben der Pille – zweifellos auch die finanzielle Unabhängigkeit vieler Frauen beigetragen. Sie können einen Mann begehren, ohne ihn wirklich zu brauchen. Der Eroberte, der vielleicht heimlich davon träumte, eine Frau um den Verstand zu bringen und Stürme der Leidenschaft in ihr auszulösen, sieht sich in solchen Fällen doch eher ihren sexuellen Aggressionen ausgesetzt. Was soll er tun?

Im Gegensatz zur Frau ist er nicht darauf getrimmt, ›nein‹ zu sagen, sondern er fühlt sich geschmeichelt, da seine Männlichkeit gefordert wird. »Ein Mann ist ein Mann, so lange er kann«, formulieren es die Franzosen etwas zu simpel. Und der sensible Mann, der gerade anfing, sich auf die neuen Frauen einzustellen, sich bemühte, seine Triebe zu zügeln, um ihr mehr Zärtlichkeit, Wärme, Geborgenheit und den als so wichtig propagierten Orgasmus zu geben, steht nun der Herausforderung gegenüber, daß er nichts weiter zu tun hat, als zum richtigen Zeitpunkt da und potent zu sein. Er erlebt, daß nicht nur die Domäne der Eroberung, sondern auch die der Doppelmoral von weiblichen Wesen besetzt wird.

Verheiratete Frauen, die sogar Kinder haben, genießen Seitensprünge auf Dienst- oder Urlaubsreisen, suchen ihren Traummann, der in ihrer Vorstellung meist ganz anders ist als der eigene. Je eigenständiger eine Frau, so eine US-Studie, um so eher brach und bricht sie aus dem Eheleben aus. Arrivierte Frauen scheren sich nicht mehr um Konventionen und zeigen sich mit gut aussehenden Partnern, die dem Alter nach ihre Söhne sein könnten.

Das muß Verwirrung und Ängste bei Männern auslösen, die noch im herkömmlichen Rollendenken verhaftet sind. Ihre Sehnsucht nach der liebenden, unterwürfigen Frau, die zu ihm aufblickt, hat das Geschäft mit ausländischen Kandidatinnen, vor allem aus Asien, angekurbelt. Was bleibt dem mittelmäßigen männlichen Menschen, der bisher nur Glück bei den Frauen hatte, weil er eben ein Mann ist, auch übrig? Soll er den fordernden Augen, die ihn in der Disco, Sauna, Kneipe fixieren, ausweichen? Sich auf das angebotene Abenteuer einzulassen, bedeutet Risiko. Diesmal ist das seine größer als das ihre. Mit dem Leistungsdruck wächst die Angst vor dem sexuellen Versagen, der Niederlage, dem Spott, dem verlorenen Selbstwertgefühl. Da der Mann nicht souverän genug ist, in einer Situation, der er nicht gewachsen ist, ›nein‹ zu sagen, wird er verwirrt und verwundet das Weite suchen. Kein angenehmes Gefühl für die Zurückgewiesene; sie sieht sich bloßgestellt, verletzt und unsicher.

Was tun? Werden die Mißverständnisse zwischen den Geschlechtern nie aufhören? Kann man Männern wirklich zumuten, was man bei ihnen kritisiert oder abgelehnt hat? Wollen Frauen ergebene Sexualobjekte, unterlegene Geschöpfe? Wo blieben dann Liebe, Achtung, Erotik, Zärtlichkeit, Geheimnis? In diesem Übergangsstadium von der einseitigen männlichen Dominanz zu einer Partnerschaft der Geschlechter muß es Experimente, aber keinen Kampf geben. Erinnern wir uns doch an gar nicht so lange zurückliegende Zeiten, als Arbeit, Existenznöte und Kinder die Ehepaare in guten und schlechten Zeiten zusammenhielten. »Nur gemeinsam sind wir stark« – diese Einsicht gilt auch in unserer Zeit.

8. Kapitel

Liebesleid

Heimliche Liebe

Die Zeitschrift ›Psychology Today‹ (Psychologie heute) forderte ihre Leser auf, Fragen über Lügen, Betrügereien und die Beugung der Wahrheit zu beantworten. Das Echo auf die Fragebogenaktion war groß. 24100 Leser legten ihre Karten offen. An der Spitze der Betrügereien steht Ehebruch. 45 von 100 Einsenderinnen und Einsender gaben zu, den Ehepartner oder die Ehepartnerin zu betrügen. Damit steht fest, daß in der Ehe mehr gelogen und betrogen wird als bei Steuererklärungen (38 Prozent) oder Spesenabrechnungen (28) Prozent. Die meisten Ehebrecher empfinden Schuldgefühle (84 Prozent), wenn sie den Partner hintergehen. Wird dagegen der Staat bei unkorrekten Steuererklärungen beschwindelt, so fühlen sich nur 59 von 100 Steuersündern schuldig.

Gründe fürs Fremdgehen sind laut einer anderen Umfrage pure Lust auf Sex (75 Prozent der Männer) und die Suche nach Liebe und Zärtlichkeit (Aussage der meisten Frauen). Wahrscheinlich lassen sich diese amerikanischen Ergebnisse bis auf geringfügige Abweichungen auch auf deutsche Verhältnisse übertragen. Bleibt die Frage: Warum betrügen Menschen ihren Partner, wenn sie dieses Verhalten als Unrecht empfinden?

Die amerikanische Ärztin Dr. med. Barbara Bross meint dazu: »Monogamie (= Einehe) ist ein so unnatürlicher und der menschlichen Natur so fremder Zustand, daß es beinahe unmöglich ist, in der gesamten Geschichte der Menschheit eine Zivilisation zu finden, die sie in einem so engen Sinne praktiziert, wie wir sie predigen – obwohl auch wir keineswegs praktizieren, was wir predigen. Der einzige Versuch, der je unternommen wurde, die sexuellen Gewohnheiten einer gesamten Geschichtsperiode zu erforschen, das ›Human Relations Area Project‹ der Yale-Universität, kam zu dem überraschenden Ergebnis, daß in nur fünf Prozent aller bekannten Kulturen Monogamie herrschte und den Männern alle außerehelichen sexuellen Betätigungen verboten waren oder sie mißbilligt wurden. Von 185 untersuchten Gesellschaften konnten nur neun als monogam definiert werden. In 176 Gesellschaften herrschten Polygamie (= Vielehe) oder nicht-monogame Formen. Es ist unmöglich, sich mit diesen Zahlen zu beschäftigen, ohne zu dem Schluß zu kommen, daß sexuelle Monogamie biologisch ungesund ist. Das bedeutet nicht, daß du aufhören sollst, deinem Mann treu zu sein, oder er dir, sondern daß du nicht überrascht sein darfst, wenn sich in eurer Ehe gelegentlich Schwierigkeiten dieser Art ergeben.«

Schwierigkeiten sexueller Art müssen nicht der Tod der Ehe oder Partnerschaft sein. Im Gegenteil, viele ›gebundene Seitenspringer‹ bekennen, daß durch Flirts und sexuelle Abenteuer wieder frischer Wind in die Dauerbeziehung kam. Die meisten Ausbrecher ziehen es vor, dem Partner nichts über diese Ausflüge zu beichten. Dafür gibt es viele Gründe; ein Hauptgrund ist, dem anderen nicht weh zu tun.

So lange die Einehe bei uns die Hauptform des Zusammenlebens sein wird, so lange wird es die heimliche Liebe geben, d.h. Verbindungen, die neben einer festen Beziehung unterhalten werden. Die so oft totgesagte monogame Form des Zusammenlebens scheint sich (noch) nicht überlebt zu haben. Das bringt der Janus-Report 1993 an den Tag. Vier Jahrzehnte nach Erscheinen der Untersuchung des menschlichen Sexualverhaltens durch den amerikanischen Zoologen und Sexualforscher Alfred Kinsey, kam eine neue Sex-Studie in Amerika heraus. Unter Leitung der führenden Sextherapeuten Amerikas, dem Ärzte-Ehepaar Samual S. und Cynthia L. Janus, befragten 210 Experten 4510 Personen zwischen 18 und 80 Jahren. 280 statistische Tabellen wurden erarbeitet und daraus Schlüsse gezogen. Der wichtigste Schluß: Die erste sexuelle Revolution hat den Männern Freizügigkeit gebracht und die Jugend sexuell befreit. Die sich jetzt vollziehende zweite sexuelle Revolution beschert den Frauen sexuelle Gleichberechtigung und macht ältere Menschen freier. Die Janus-Studie ist zugleich ein Plädoyer für die Ehe. 37 von 100 Frauen gaben an, daß der Sex in der Ehe besser sei als in außerehelichen Verbindungen. Davon sind auch 34 Prozent der befragten Männer überzeugt. Eine Erklärung für diese Aussage ist, daß Verheiratete Sex viel mehr genießen als Singles bei flüchtigen Affären.

So widersprüchlich es auch erscheinen mag, das Festhalten an der monogamen Eheform ist kein Aus für die heimliche Liebe. Spaß an Flirt und Sex außerhalb der Ehe haben z. B. im Urlaub 50 von 100 deutschen Männern und 41 von 100 Frauen.

Jeder zweite Deutsche erwartet vom Urlaubsflirt mehr Leidenschaft, Spontanität, Erotik, Romantik als in der gewohnten Beziehung. Und der Urlaub bietet hervorragende Vorausetzungen für eine frische Brise im Liebesleben. Es ist erwiesen, daß z. B. Sonnenschein unsere Hormonproduktion ankurbelt. Das Losgelöstsein vom Alltag, die Freiheit, seine Zeit selbst einzuteilen, eine andere Umgebung, Landschaft, Sand, Meer, neue Menschen, andere Gerichte, Getränke sind weitere Stimulanzen. Oft enden diese Urlaubsbekanntschaften mit der Abreise. Aber die Erinnerungen, die Träume, sexuellen Phantasien bleiben. Das beschwingte Gefühl, begehrt worden zu sein, das Prickeln der Heimlichkeit sind meist stärker als die Schuldgefühle. Und man entschuldigt sein Verhalten mit der Überzeugung, daß man dem Dauerpartner je eigentlich nichts weggenommen hat, nach dem Motto: Was er nicht weiß, macht ihn nicht heiß ...

Frauen mit festen moralischen Grundsätzen oder einer streng religiösen Erziehung können unter einer kurzen heftigen Affäre mehr leiden als von ihr profitieren. Ihre Selbstachtung kann einen Knacks bekommen und das Schuldgefühl übermächtig werden. So erhält eine kurze Begegnung einen ganz anderen Stellenwert – sie wird zum Problem.

Problematisch sind vor allem Dauerbeziehungen, die keine Aussicht haben, jemals in eine Ehe umgewandelt zu werden. Die heimliche Liebe zu einem verheirateten Mann geht in den meisten Fällen zu Lasten der Geliebten. Sie opfert ihre ›schönsten‹ Jahre, vergeudet ihre Freizeit mit Warten auf ihn oder auf seinen Anruf, sitzt an Sonn- und Feiertagen einsam in ihrer Wohnung und verzichtet auf das Glück mit einem ungebundenen Partner und Kindern. Immer wieder glaubt sie den Beteuerungen ihres Geliebten, er werde sich von seiner Familie trennen – aus Liebe zu ihr. Warum sind Frauen so töricht? Dies sind Erklärungen:

- Die Habsüchtige will immer das, was andere besitzen. In diesem Fall ist es der Mann einer anderen Frau. Die Geliebte tut alles, damit er die Scheidung einreicht. Hat sie endlich ihr Ziel erreicht und er ist frei, wird er für sie uninteressant und sie verläßt ihn.
- Die Retterin glaubt jedes Wort, wenn er sich über seine Ehe beklagt. Sie bemitleidet und bemuttert ihn und bleibt selbst auf der Strecke.
- Für die Unerfahrene ist er der Traummann, schon weil er unerreichbar ist. Sie himmelt ihn an und ist schon glücklich, wenn er ihr zulächelt. Er fühlt sich geschmeichelt, bis ihm das Schmachten auf die Nerven geht, und er sich anderen Frauen zuwendet.
- Der Unabhängigen geht ihre Freiheit über alles. Damit sie nicht in Versuchung gerät, schwach zu werden, mag sie nur Männer, die ihr keine Heiratsanträge machen.
- Die Ängstliche hat schlechte Erfahrungen gemacht, sei es durch eine zerbrochene Ehe der Eltern, eine lieblose Jugend oder eine Enttäuschung, die sie nicht verkraftet hat.

Sie scheut bewußt oder unbewußt jede Bindung. Für sie ist der verheiratete Mann der geeignete Partner.
- Die Ehrgeizige hat gar kein Interesse an einer festen Partnerschaft. Sie schläft mit jedem, Hauptsache sie hat dadurch Vorteile.

Männliche Geliebte ziehen die Liebe einer verheirateten Frau hauptsächlich aus folgenden Motiven vor:

- Diskretion. Eine Frau, die in einer Ehe gebunden ist, wird nichts über ihr Verhältnis zu einem anderen Mann verlauten lassen.
- Unverbindliche sexuelle Freuden.
- Bindungsangst.

Auch Männer sind in solchen Beziehungen meist nicht restlos glücklich. Instinktiv suchen sie nach befriedigenderen Lösungen und der Loslösung von der Geliebten, die für sie nicht frei ist.

Unglückliche Liebe

Nicht nur die Literatur ist voll von Seufzern der Liebenden, die nicht wiedergeliebt werden. Immer wieder fragt man Psychologen, Wahrsagerinnen, Mitarbeiter der Kummerkasten-Redaktionen um Rat, wie man die Zuneigung eines geliebten Menschen erringen kann. Unerwiderte Liebe schmerzt schlimmer als ein vereiterter Zahn. Sie untergräbt das Selbstwertgefühl, die Lebensfreude, Gesundheit, den Blick für andere Chancen. Viele Selbstmorde und andere Verzweiflungstaten gehen auf ihr Konto.

Um doch noch in den Armen des so begehrten Menschen zu landen, ist kein Mittel zu absurd, kein Opfer zu groß. Von Liebestrank und Hexenzauber, kostbaren Geschenken, Körpereinsatz und Dienstleistungen erhofft man sich Erfolg. Wäre die Unglückliche in der Lage, ihre ›große Liebe‹ selbst zu analysieren, so müßte sie sich eingestehen, daß es sich in diesem Fall wohl mehr um Egoismus handelt. Der bekannte Psychologe und Sachbuchautor Peter Lauster schreibt in seinem Buch ›Die Liebe – Psychologie eines Phänomens‹: »Wirklich lieben kann nur der, der vom andern keine Gegenliebe erwartet, der um der Liebe willen liebt und deshalb nichts fordert.« Das ist sicher sehr schwer, besonders, wenn es sich um junge Menschen handelt, die noch voller Selbstzweifel stecken. Wer wirklich geliebt werden möchte, muß wissen, daß sich das Gefühl, das er erwartet, weder erzwingen noch erkaufen läßt. Warum ist das so schwer zu akzeptieren? Kann man sich nicht damit zufriedengeben, daß man fähig ist, ein tiefes Gefühl zu empfinden? Vielleicht begleitet es einen ein ganzes Leben lang, gerade weil es keine Erfüllung fand, also nicht enttäuscht und zurückgestoßen wurde.

Was ist zu tun? In einem ausweglosen Fall ist ausnahmsweise Passivität angebracht. Natürlich kann man sich in hektische Betriebsamkeit stürzen, um sich abzulenken, neue Menschen kennenzulernen. Bekanntschaften, die man als Trostpflaster benutzt, sind wenig geeignet, die tiefe Wunde zu schließen. Bleibt nur, Zeit zu gewinnen. Irgendwann wird der Schmerz nachlassen und die Erinnerung verblassen. Und man sollte die Größe haben, nicht andere dafür büßen zu lassen, daß eine Wunschvorstellung nicht in Erfüllung ging. Das ist zwar ein hartes Schicksal, aber keine persönliche Niederlage.

Alles, was man von dem geliebten Menschen zu erwarten hätte, wäre Mitleid. Das ist sicher nicht die Basis für eine glückliche Beziehung, nicht einmal die Grundlage für eine Freundschaft. Es bleibt einem wohl nichts anderes übrig, als zu akzeptieren, daß man nicht geliebt wird. Sind die Gefühle wirklich so groß und echt, kann man die Haltung des Unerreichbaren ohne Bitterkeit und Haß respektieren.

Hörige Liebe

Es gibt Arten von Abhängigkeiten, auch in der Liebe. Sexuelle Abarten sind heute nicht mehr tabu. Man liest und spricht darüber. Solange beiden Partnern ausgefallene Praktiken gefallen, ist es ihre Privatsache. Niemand aber sollte gegen seinen Willen gezwungen werden, Dinge zu tun, die ihm zuwider sind, aus welchen Gründen auch immer. Und keiner sollte die Schwäche des anderen ausnutzen, um ihn an sich zu fesseln.

Will jemand von seinen Zwängen loskommen, kann ihm geholfen werden. Ärzte, Psychotherapeuten und Selbsthilfegruppen beraten und begleiten, vorausgesetzt, die Betroffenen haben den festen Willen, von ihrer Hörigkeit loszukommen. Fast alle Abweichungen von den im eigenen Kulturkreis üblichen sexuellen Verhaltensweisen sind erworbene, also angenommene Eigenschaften. Nur in wenigen Fällen handelt es sich um ererbtes Vorgehen.

Das Rätsel, warum wir bei dem einen Partner Dinge tun, die uns bei einem anderen Ekel einjagen würden, ist Zuneigung, Liebe, sexuelle Übereinstimmung oder Hörigkeit. Popstar Madonna vermarktete sadomasochistische Praktiken in ihrem Erotikbuch ›Sex‹. Da geht es um gut fotografierte, in Leder geschnürte Körper, Punkmädchen, die Madonna beim Küssen von Busen und Mund ein Messer an die Kehle drükken, Folter- und Auspeitschungsszenen im Keller, Madonna in allen möglichen obszönen Posen und Madonna als Domina mit Peitsche. In einem Ketten-Leder-Dreß mit Strapsen und Rockerstiefeln, im Gynäkologenstuhl und auf der Streckbank ist sie zu sehen, mit einer blitzenden Klinge zwischen den Schenkeln. Sie läßt sich von zwei Sado-Damen fesseln und lieben. Ihr Kommentar dazu: »Die Definition von Sadomasochismus ist, daß man sich von jemandem weh tun läßt, von dem man weiß, daß er einem nie weh tun würde.« Über das, was sie mit ihrem Körper geschehen läßt und dabei empfindet, meint sie: »Es ist etwas Angenehmes dabei, gefesselt zu werden. Wie wenn man als Baby von der Mutter im Autositz festgezurrt wurde.« Für das erste und ein weiteres Buch erhielt die Provokateurin in Sachen Sex fünfeinhalb Millionen Dollar Vorschuß.

Als ›Sex‹ auf den Markt kam, von dem die angesehene ›New York Times‹ schrieb, daß es vielleicht »das auf die phantastischste, verschwenderischste Weise hergestellte Stück Schund« seit Menschengedenken sei, blieb der Skandal aus. Und weltweit ging ein Kaufrausch los. Die erste Auflage (bei uns kostete der obszöne Bildband stolze DM 98,–) war innerhalb von sieben Tagen vergriffen.

Die von Madonna cool vorgeführten Sexposen führen hauptsächlich auf zwei Männer zurück, die durch ihre Lust an abartigen Praktiken berühmt wurden. Alphonse François Marquis de Sade (1740–1814) warf man wegen seiner sexuellen Grausamkeiten mit 38 Jahren in den Kerker. Er hatte Prostituierte gepeinigt, ausgepeitscht, mit dem Kopf nach unten an die Decke gehängt, sie mit Drogen gefügig gemacht. Er trieb es mit seinen Dienern, was zu seiner Zeit bei Todesstrafe verboten war. Als er im dunklen, feuchten Verlies keine Abhängigen mehr quälen konnte, spielten sich die Orgien nur noch in seinem Kopf ab. Er schrieb sie auf. So entstanden seine Sadoromane. Der berühmteste trägt den Titel ›Justine‹. Der Initiator des ›Sadismus‹ (Lustbefriedigung durch Quälen des anderen) starb mit 74 Jahren in einem Pariser Irrenhaus.

War der Marquis der geborene Schinder, so war Leopold von Sacher-Masoch (1836–1895) der geborene Sklave. Der österreichische Schriftsteller, der der Lust mißhandelt zu werden, dem ›Masochismus‹, seinen Namen gab, bekannte: »Lieber will ich mich von einem schönen dämonischen Weibe zugrunde richten lassen, als mich mit einer tugendhaften Frau mein ganzes Leben zu langweilen und geistig zu versumpfen.«

Bei einer Befragung der ›Gesellschaft für rationale Psychologie‹ in München wurden 1934 Frauen zwischen 16 und 58 Jahren nach ihren geheimen Sex-Sehnsüchten befragt. Das Ergebnis: 14 von 100 möchten beim Sex gefesselt werden, fünf haben Lust auf Demütigung durch Mißhandlungen und Schläge.

Haben Menschen den Zwang, sich sexuell ständig zu betätigen, sprechen Experten von ›Sex-Sucht‹. So, wie Trinker zwanghaft trinken und Spieler spielen, müssen Sex-Hörige ihren Trieb ausleben. Manche versuchen, den Partner ständig ins Bett zu bekommen oder sich selbst zu befriedigen. Viele kaufen Sex oder sind ständig auf der Suche nach geeigneten Bettgenossen. Meist liegen die Ursachen für die sexuelle Gier in der Kindheit. Ein liebloses Elternhaus, eine strenge, prüde Erziehung, Einsamkeit, ein Vater, der trinkt, das sind oft die Hauptgründe. Wird sich ein Betroffener erst einmal bewußt, daß der ständige Partnerwechsel, die häufige Selbstbefriedigung (acht Mal pro Tag und öfter), der technisch-mechanische Ablauf sexueller Handlungen krankhaft sind, sollte er eine Therapie machen oder sich einer Selbsthilfegruppe anschließen. Das Loskommen von der Sex-Sucht ist so schwierig wie die Befreiung von anderen Süchten. Der Versuch empfiehlt sich. Denn die Sexaholikerin oder der Sexaholiker, der auf der Suche nach Wärme, Liebe, Zuneigung, Zärtlichkeit ist, wird durch seinen Sex-Konsum im Akkord nicht fündig, sondern noch unglücklicher.

Verratene Liebe

»Die Liebe hat nun einmal dieses Übel, daß Krieg und Frieden immer wechseln«, behauptete schon der weise römische Dichter Horatius (65 bis 8 v. Chr.). Warum führen wir die schlimmsten Kämpfe eigentlich mit dem Menschen, den wir am meisten lieben? Warum kann plötzlich aus der großen Liebe zerstörerischer Haß werden? Vielleicht liegen die Gründe in uns selbst.

Zwei entgegengesetzte Kräfte kämpfen miteinander – wir wollen frei sein, aber zugleich geliebt werden. Wir möchten geborgen sein, aber nicht abhängig. Wir erstreiten uns Selbstverwirklichung und sehnen uns nach Gemeinschaft. Diese Widersprüche zu erkennen, ist der erste Schritt, damit die Duelle nicht zur endgültigen Trennung führen. Immerhin wird schon jede dritte Ehe geschieden. »Wir müssen auch begreifen, daß wir den Partner nicht ändern können, wohl aber ihn verstehen lernen, um so gemeinsam eine Friedenslösung zu finden«, rät der durchs Fernsehen bekanntgewordene Psychologe Dr. Ulrich Beer (›Ehen vor Gericht‹). Sehr oft aber machen wir aufgestauten Gefühlen nicht durch Gespräche, sondern Gewalt Luft.

Fast jede vierte Frau in unserem Land wurde schon einmal von ihrem Ehemann geschlagen. 25 000 Mißhandelte verstekken sich Jahr für Jahr in Frauenhäusern. Manche suchen bei Freunden oder Verwandten Unterschlupf. Die meisten aber verharren in der Ehehölle, sei es aus Angst vor seiner Rache, vor dem Alleinsein, dem Gerede der Leute, um der Kinder willen, aus materiellen Gründen oder weil sie schon längst keine Kraft mehr haben, sich zu wehren.

Für Außenstehende ist es oft unverständlich, warum sich Frauen so demütigen lassen. Die Hamburger Psychologin Elvie Horak hat folgende Erklärung dafür: »Was Frauen an so einem Mann fesselt, ist ihr starkes Sicherheitsbedürfnis. Sie trauen sich nicht loszulassen, weil sie nicht wissen, was danach auf sie zukommt. Die Angst vor der Unsicherheit ist übermächtig. Lieber nehmen sie Schläge in Kauf.« Das ist ein Teufelskreis. Das Selbstbewußtsein schwindet mit jedem Schlag, man fühlt sich klein, ohnmächtig und zuletzt noch schuldig. Dazu Elvie Horak: »Diese Schuldgefühle haben ihre Ursache meist in der eigenen Kindheit. Frauen, die mit Schlägen bestraft wurden, reagieren - unbewußt - mit dem Gedanken: Es muß wohl an mir liegen. Ich habe etwas falsch gemacht. Das hat nichts mit Intelligenz zu tun, sondern allein mit dem Gefühl, das ganz tief im Bauch sitzt. Vom Kopf her kann sie sich sagen: Nicht ich, sondern er macht den Fehler. Aber das Schuldgefühl bleibt. Manche Mißhandelten schweigen auch aus Scham. Sie gestehen sich und anderen nicht ein, daß ihr Traum von der perfekten Ehe nicht Wirklichkeit wurde, bauen einen Wall von Lügen um sich auf und harren aus anstatt sich auf eigene Füße zu stellen.«

Es heißt, Frauen könnten stärker lieben als Männer. Aber es wird auch behauptet, daß ihr Haß um so grausamer ist. Fühlen sie sich verletzt, verlassen oder verraten, haben manche nur noch ein Ziel - den einst geliebten Menschen zu vernichten. Die meisten Anzeigen bei Gericht kommen von verlassenen oder betrogenen Ehefrauen. Die Schauspielerin Mia Farrow rächte sich nach zwölf Jahren Gemeinsamkeit an ihrem Expartner Woody Allen, in dem sie ihn bezichtigte, Tochter Dylan mißbraucht zu haben; sie forderte sieben Millionen Mark, dann würde sie ihn nicht anzeigen. Nach 38 Jahren scheinbar glücklicher Ehe enthüllte Margaret Papandreou, daß ihr Mann, der erste sozialistische Ministerpräsident Griechenlands, staatliche Gelder veruntreut habe. Ihr Grund war die blonde, vollbusige und junge Stewardeß Mimie, mit der sie ihn im Bett erwischt hatte. Die Reihe der Beispiele ließ sich endlos fortsetzen. So manche Existenz und

Karriere bleibt auf der Strecke, wenn eine Frau aus Rache auspackt.

Eine der schlimmsten Formen verratener Liebe ist die Anwendung von sexueller Gewalt. Bei der Polizei werden jährlich rund 13 000 Fälle von sexuellem Mißbrauch allein an Kindern bekannt. Die Opfer sind meist zwischen sieben und dreizehn Jahre alt. Die Täter sind oft Verwandte oder Freunde der Eltern. Nur sechs Prozent der Täter kennen ihre Opfer nicht. Sexualverbrechen an Kindern werden zu 99,6 Prozent von Männern ausgeübt. Unter den Opfern sind 89,1 Prozent Mädchen und 11,9 Prozent Jungen. Die Dunkelziffer ist zwanzigmal so hoch. Und die Zahl dieser Verbrechen steigt ständig. Der Münchner Psychotherapeut Dr. Stephan Lermer nennt einen der Gründe. Ein Vergewaltiger ist ja nicht irgendein Monster, sondern der Mann von nebenan. Er weiß, daß die Frauen stärker geworden sind, sich nicht mehr so schnell einschüchtern lassen, die Trillerpfeife benutzen oder vielleicht Karate gelernt haben. Er hat Angst – und vergreift sich dann an Schwächeren, am Kind. Ein Mann, der ein Kind mißbraucht, hat sich offenbar nicht entwickeln können, ist verbogen und auf einem primitiven psychisch-sexuellen Niveau stehengeblieben. Wir müssen uns klar darüber sein, daß die Kinder auf uns schauen. Wir sind ihre Vorbilder, sie lernen von uns. Und sie haben ein Recht darauf, uns vertrauen zu dürfen, daß wir ihnen nichts antun, was ihnen schadet. Deshalb ist es so wichtig, daß wir selbst mit uns ins reine kommen.

Lermers Fazit: Menschen, die Anerkennung finden im Beruf und in der Liebe beim Partner, die ein sexuell erfülltes Leben führen und Freude am Leben haben – solche Menschen mißbrauchen keine Kinder.

Der Gesetzgeber hat sich Gedanken gemacht, wie man Frauen in der Ehe und am Arbeitsplatz vor sexueller Gewalt schützen kann. Die ehemalige Bundesministerin für Frauen und Jugend, Dr. Angela Merkel, nahm wie folgt Stellung: »Bei sexuellem Mißbrauch sind viele der Opfer erst als Erwachsene in der Lage, gegen den Täter Anzeige zu erstatten. Wenn der sexuelle Mißbrauch aber länger als zehn Jahre zurückliegt, ist eine Strafverfolgung wegen Verjährung nicht mehr möglich. Deshalb soll der Beginn der Verjährungsfrist später einsetzen. Denn in dieser schwierigen Situation, besonders wenn der Täter ein Familienangehöriger ist, soll das Opfer die Chance zur unabhängigen und selbstverantwortlichen Entscheidung haben.

Die Empfehlungen der EG-Kommission zum Schutze der Würde von Frauen und Männern am Arbeitsplatz haben wir aufgegriffen und im Bundesministerium für Frauen und Jugend Grundsätze zum Schutz vor sexueller Belästigung am Arbeitsplatz in Kraft gesetzt. Sie enthalten neben einer genauen Begriffsbestimmung und der eindeutigen Mißbilligung jeglicher Form von sexueller Belästigung eine Verfahrensbeschreibung, wie die Betroffenen gegen Belästigungen vorgehen können.

Sie sind auch Grundlage für eine gesetzliche Regelung zum Schutz vor sexueller Belästigung am Arbeitsplatz, die ich im Rahmen des Gleichberechtigungsgesetzes vorlegen werde. Der strafrechtliche Schutz der sexuellen Selbstbestimmung muß weiter verbessert werden. Das betrifft insbesondere erzwungene sexuelle Handlungen in der Ehe, deren konkrete strafrechtliche Regelung wir derzeit diskutieren. Darüber hinaus wird der Gewaltbegriff in einigen Sexualstraftatbeständen nicht dem tatsächlichen Erleben der Opfer gerecht. Er beschränkt sich weitgehend auf körperliche Gewalt und wird damit all den Situationen nicht gerecht, in denen die Opfer aus Angst auf Gegenwehr verzichten.«

9. Kapitel

Die schönsten Jahre im Leben einer Frau

Interessantes Thema: Liebe und Sex im Alter

Die erste Liebe

»Die Jugend irrt, wenn sie glaubt, man sterbe an gebrochenem Herzen, davon lebt man meist noch im höchsten Alter«, behauptet der französische Schauspieler, Sänger und Charmeur Maurice Chevalier (1888–1972). Der Mann mit dem Strohhut hat recht: An die erste Liebe erinnert man sich meist das ganze Leben lang. Daran hat sich seit uralten Zeiten nichts geändert.

Das ›erste Mal‹ ist etwas ganz Besonderes, hat meist mit Herzklopfen zu tun und verläuft sehr oft ganz anders als erträumt. Geändert sich hat lediglich, daß die jungen Mädchen von heute ihre ersten sexuellen Erfahrungen viel früher machen als ihre Mütter und Großmütter. Der Berufsverband der Frauenärzte legt Zahlen auf den Tisch: 69 von 100 jungen Frauen bis zu einem Alter von 18 Jahren haben bereits die körperliche Liebe erlebt, bei den Jungen sind es in diesem Alter sogar 82 von 100. Dennoch ist es um die Aufklärung über körperliche Vorgänge in der Pubertät oder die Möglichkeiten der Schwangerschaftsverhütung nicht so gut bestellt, wie man angesichts der Offenheit, mit der über Sex heute gesprochen wird, glauben möchte.

Jedes vierte Mädchen ist völlig unvorbereitet, wenn es zum ersten Mal seine Regel bekommt. Es weiß nicht, was in seinem Körper vorgeht und welchen biologischen Sinn die Menstruation hat. Trotz Sexualkundeunterricht sind es immer noch hauptsächlich die Mütter, bei denen die Aufgabe der Aufklärung liegt. So hängt es ganz entscheidend von der Mutter ab, ob ein Mädchen seine erste Menstruation, die ›Menarche‹, positiv erlebt. Fühlt sich die Mutter in ihrer Rolle als Frau wohl und nimmt sie die kleinen Unpäßlichkeiten, die damit verbunden sein können, nicht so tragisch, so wird sie diese Einstellung auch ihrer Tochter vermitteln. Sicher ist es für viele Frauen nicht einfach, ein solches Gespräch mit ihren Töchtern zu beginnen. Viele haben nicht gelernt, über Sexualität zu reden und müssen erst die eigenen Hemmungen überwinden. Manche haben auch Probleme mit ihrem eigenen Körper oder wissen nicht genau, wie der weibliche Organismus funktioniert und reagiert. Oft sind Mütter auch unsicher, wann sie dieses Thema anschneiden sollen.

Nicht selten wählen sie den Zeitpunkt für ein aufklärendes Gespräch gerade in einem Moment, wenn die Töchter gar nicht den Wunsch haben, über diese Fragen zu reden. Denn auch für sie ist das Thema Aufklärung, Pubertät und erste Liebe schwierig; sie möchten ihm am liebsten ausweichen. Gelingt es aber, freundschaftlich, vertraut und sachlich miteinander umzugehen, können jungen Mädchen viele Ängste erspart bleiben.

Die ersten aufklärenden Worte sollen möglichst vor dem Eintreten der Menarche fallen. Die erste Monatsblutung ist nur ein biologisches Symbol dafür, daß ein Mädchen körperlich zur Frau heranreift. Wenn es seine Regel mit zwölf, dreizehn Jahren bekommt, ist es noch weit davon entfernt, sich als Frau zu fühlen. Es will sein Leben so weiterführen wie bisher, in der Clique alles mitmachen und zu Hause noch nicht viel Verantwortung übernehmen.

Die wichtigste Frage verunsicherter junger Menschen ist: »Bin ich normal?«, z. B. wenn die Regel mit 14 immer noch nicht eingetreten oder mit starken Beschwerden verbunden ist. Es ist wichtig, in solchen Fällen zu beruhigen und Unsicherheiten auszuräumen. Gelingt das den Bezugspersonen nicht, könnte eine verständnisvolle Frauenärztin oder ein Frauenarzt Zweifel beseitigen.

Ganz gleich, ob der körperliche Reifeprozeß früh oder spät einsetzt: Mit 17 Jahren ist die Entwicklung bei den meisten Mädchen so gut wie abgeschlossen. Das körperliche wie seelische Empfinden wird in diesem Zeitabschnitt sehr stark von Hormonen beeinflußt. Die Gefühle fahren Achterbahn – ganz ähnlich wie es später bei der Schwangerschaft unter Hormoneinfluß geschieht. Erwachsene sollten aber jugendliche Schwärmereien ernst nehmen, denn für die Heranwachsenden sind diese Gefühle sehr wichtig. Die erste Liebe – und die damit verbundenen Erlebnisse – sind oft ausschlaggebend für das weitere sexuelle Verhalten.

Ausgelöst durch die 68er Studentenbewegung ging es in den wilden 70er Jahren um sexuelle Befreiung und den Bruch mit allen Tabus. Die Pille machte auch für Frauen häufigen Partnerwechsel ohne Pannen möglich. Es galt als selbstverständlich, daß man seine Lust frei auslebte, ehe man sich zu einer festen Bindung entschloß. Dazu gehörten auch Erfahrungen mit dem eigenen Geschlecht. Mit dieser Einstellung können die jungen Liebenden der 90er Jahre kaum etwas anfangen. Ihre Vorstellung von Partnerschaft beruht auf Vertrauen, Zärtlichkeit und Treue. Tiefe Zuneigung ist mehr gefragt als ständig neue Eroberungen und Sex ohne Gefühle. Geblieben aber sind die Unsicherheiten und Ängste, vor allem die Furcht, das Verhütungsmittel könnte versagen.

Neu ist die gesundheitliche Gefahr durch Aids. Die meisten Teenager machen Petting, wenn sie nicht sicher sind, ob sie dem Partner so viel Vertrauen und Liebe schenken können, um mit ihm zu schlafen. Eine Studie, deren Ergebnisse Ende 1992 veröffentlicht wurden, verglich das Sexualverhalten der Jugend in West und Ost. In Zusammenarbeit mit dem ehemaligen ›Zentralinstitut für Jugendforschung‹ in Leipzig (heute ›Forschungsstelle Partner- und Sexualforschung‹) befragte ein Team der Abteilung für Sexualforschung an der Hamburger Universität rund 400 Jugendliche in Hamburg und Frankfurt sowie 300 in Leipzig im Alter zwischen 16 und 17 Jahren über die ersten Liebeserfahrungen. Sie gaben bereitwillig Auskunft über ›das erste Mal‹, angewandte Verhütungsmethoden, Belästigung und Gewalt, Aids, Beziehung zu Eltern, Freunden sowie Zukunftperspektiven für Liebe, Sexualität und Partnerschaft.

Die vorletzte umfassende Untersuchung dieser Art war von Hamburger Wissenschaftlern in den 70er Jahren durchgeführt worden. Ein Vergleich zwischen beiden Studien zeigt, wie sehr sich das Verhalten in den beiden vergangenen Jahrzehnten geändert hat. Die jungen Liebespaare von heute streben früh eine feste Beziehung an, und zwar im Westen wie im Osten unseres Landes. Sie erwarten vom Partner Liebe und Treue, Vertrauen und Zärtlichkeit, sind aber auch bereit, das gleiche zu geben.

Über 70 von 100 jungen Männern möchten nur dann mit ihrer Freundin ins Bett gehen, wenn es sich wirklich um Liebe handelt.

Bei den Mädchen liegt der Prozentsatz noch höher, nämlich bei 90 Prozent. 89 von 100 Jungen und 95 von 100 Mädchen sind bereit, ihrem Partner Treue zu versprechen und sich daran zu halten. Für viele beginnt Untreue schon beim Küssen. Eine gewisse persönliche Freiheit soll aber beiden Partnern trotz der Bindung erhalten bleiben. Darunter verstehen die jungen Liebenden Freundschaften und Kontakte zu anderen Personen, alleine in die Disco gehen, etwas unternehmen. Die meisten, auch die Jungen, können über ihre Gefühle sprechen und sagen, was sie für den anderen empfinden.

Im allgemeinen kennen sich die Paare schon eine ganze Zeit, bis sie zum ersten Mal miteinander schlafen. Die Mädchen aus den neuen Bundesländern beschreiben ihre sexuellen Erfahrungen als lustvoller und befriedigender als ihre Altersgenossinnen aus dem Westen. Sie sprechen ganz offen darüber, daß Sex ihnen Spaß macht und daß sie es gern wieder tun würden.

Mehr Jungen aus dem Westen als aus dem Osten sagen

aus, daß sie über längere Zeit sexuell enthaltsam leben – d.h. weder sexuelle Kontakte, noch Petting, noch Selbstbefriedigung praktizieren. Auf keinen Fall möchten sie ein Mädchen bedrängen, das sie wirklich lieben und das noch nicht bereit ist, mit dem Freund zu schlafen.

Das ›erste Mal‹ findet heute nicht wie vor zwei Jahrzehnten auf dem Autorücksitz, im Wald oder an anderen verschwiegenen Orten statt, sondern zu Hause. Die meisten Mütter und Väter akzeptieren die Sexualität ihrer heranwachsenden Kinder und bemühen sich, verständnisvolle Freunde und Ratgeber zu sein. Aufgeklärte Jugendliche übernehmen gewissenhaft die Verantwortung für ihre Handlungen und verhüten zuverlässig. 90 von 100 benutzen Kondome oder die Pille, manche sogar beides, um eine noch größere Sicherheit zu haben. Aids wird nicht als Bedrohung empfunden, »weil man sich ja kennt und treu ist«.

Die Angst vor einer ungewollten Schwangerschaft ist größer und plagt viele junge Mädchen heute noch wie damals ihre Mütter. Sie sind sich bewußt, daß ein Baby ihre Ausbildung, Zukunft und die Beziehung in Frage stellen würde. Abtreibungen werden als persönliche Konfliktsituationen empfunden.

In Sachen Sex sind die jungen Frauen von heute wesentlich selbstbewußter als es ihre Mütter waren! Sie möchten bestimmen oder zumindest mitbestimmen, was in ihrer Beziehung passiert und wann sie zum ersten Mal mit ihrem festen Freund schlafen. Sie lassen sich nicht mehr alles gefallen, nur um zu gefallen und gefällig zu sein. Als sexuelle Belästigung bewerten sie das Betatschen von Busen und Po, Nachpfeifen, eine dumme Anmache, aggressive Annäherungsversuche.

Die Angst, den anderen zu verlieren, sitzt tief. Denn viele dieser jungen Menschen haben die Trennung ihrer Eltern erleben müssen. Deshalb wollen sie sicher sein, den richtigen

Partner gefunden zu haben, ehe sie eine eigene Familie gründen.

Diese Entwicklung macht Hoffnung auf eine neue Art partnerschaftlichen Zusammenhaltens, bei dem die Liebe, das echte große Gefühl an erster Stelle steht und dann erst die Lust aufeinander.

Partnerschaft und Ehe

»Heirate oder heirate nicht, du wirst beides bereuen«, soll der weise Philosoph Sokrates (Ehemann von Xanthippe) einem seiner Studenten geantwortet haben, als dieser seinen Meister diesbezüglich um Rat fragte. Etwas Zutreffenderes kann man kaum über die immer wieder totgesagte Institution sagen, die aber in unserer Zeit eine Art Wiedergeburt erlebt. Es wird wieder geheiratet – ganz altmodisch in Weiß und mit einer Feier für Freunde und Verwandte. Die Motive sind laut Marktforschern, die dem Warum nachgegangen sind, nicht sensationell. Von den befragten jungvermählten Paaren zwischen 18 und 35 Jahren nannte die Mehrzahl als Grund für den Gang zum Standesamt einen Kinderwunsch, danach kam die Liebe, auf Platz drei landeten finanzielle Vorteile, auf Rang vier stand das Bedürfnis, den Partner enger an sich zu binden.

Vor allem jüngere Eheleute fühlten sich mit der Heiratsurkunde in der Schatulle von der Gesellschaft eher anerkannt. Fast alle Befragten waren der Meinung, mit der Eheschließung Verantwortung zu übernehmen. Der Ehebund genießt immer noch einen höheren Stellenwert als das Zusammenleben ohne Trauschein. Die meisten Paare kannten und prüften sich schon mindestens zwei Jahre, ehe sie den wichtigen Schritt wagten, obwohl sie sich darüber bewußt waren, daß in unserem Land rund jede dritte Ehe scheitert. Einige Hauptgründe für Scheidungen sind:

- Die Eheleute haben unrealistische Vorstellungen vom Funktionieren ihrer Verbindung.
- Die Ansprüche an den Partner und die Ehe sind zu hoch geschraubt.
- In einigen Männerköpfen spuken immer noch die ›drei

großen K's‹ (= Kinder, Küche, Kirche) herum, die das Leben der Frau ›zu dominieren‹ haben.

Eine glückliche Ehe kann ohne Liebe sicher nicht gutgehen. Aber die Liebe ist sehr gefährdet, wenn sie das einzige Bindeglied zwischen zwei sehr ungleichen Menschen ist. Gemeinsame Interessen, Wertvorstellungen, Verpflichtungen, religiöse Bindungen bleiben auch dann bestehen, wenn den ersten stürmischen Gefühlen die Phase der Ernüchterung gefolgt ist. Glück ist nur dann beständig, wenn man es sich immer neu verdient. Um eine Ehe ist es gut bestellt, wenn die Partner häufig und viel miteinander reden und vieles gemeinsam unternehmen.

Und wie sieht die Wirklichkeit aus? Eine Untersuchung brachte an den Tag, daß Eheleute nach sechs Jahren täglich nur noch neun Minuten miteinander reden. Kein Wunder, daß eine Frau, die durch ihre häuslichen Verpflichtungen und die Kindererziehung keinen Beruf mehr ausüben kann, das Gespräch mit Kolleginnen und Kollegen vermißt. Sie ist zwar glücklich und stolz darauf, Kinder und einen Mann zu haben, für sie zu sorgen und Verantwortung für alle zu tragen, aber in den wenigen freien Minuten, die sie sich Zeit für sich selbst nimmt, kommen Zweifel auf. Was wird aus ihr, wenn die Ehe scheitert? Wie sieht ihre Versorgung aus? Für die Frau um 30, die eine erfolgreiche Hausfrau und Mutter ist, stehen Mann und Familie immer noch im Mittelpunkt. Aber der Alltag hat so manche Wünsche und Träume zunichte gemacht. In der Liebe beginnen sich die ersten Abnutzungserscheinungen zu zeigen.

Nichts ist mehr so wie in den ersten zwei Jahren. Da waren Verliebtheit und sexuelle Anziehungskraft am größten. Nun heißt es aufzupassen, verhängnisvollen Anfängen zu wehren. Wenn Sie mit Ihrem Partner zusammen alt werden wollen, dürfen Sie die ersten Anzeichen von Gleichgültigkeit und

Desinteresse nicht einfach hinnehmen – weder von seiner, noch von ihrer Seite. Das Geheimnis, wie Sie auch nach langen Jahren großer Vertrautheit immer noch neu und reizvoll für ihn sein können, heißt, Geheimnisse vor ihm zu haben. Damit ist kein Liebhaber gemeint, sondern vor allem, daß Sie sich Freiräume bewahren. Ist die Familie erst einmal daran gewöhnt, daß Sie immer für alle da sind, werden Sie auch gnadenlos in Anspruch genommen, ohne daß sich die übrigen Familienmitglieder etwas dabei denken, oder gar Rücksicht auf Sie nehmen.

Wie wollen Sie nach solch anstrengenden Tagen noch Lust auf Liebe verspüren? Ihr Körper signalisiert Ihnen nur noch, daß Sie todmüde sind und endlich Ruhe haben müssen. Um ihn nicht an die Konkurrenz zu verlieren, geben Sie dann lustlos nach, wenn er ›etwas von Ihnen will‹. Das aber ist nicht der Sinn einer normal funktionierenden Ehe. Machen Sie sich doch einmal Gedanken darüber, was Sie jetzt noch an dieser Situation ändern können und sollten, weil es Sie ärgert oder gar Ihre Partnerschaft gefährdet:

- Vernachlässigt Ihr Mann sein Äußeres?
- Läßt er sich nur zu Hause gehen und spielt dagegen in Gesellschaft den Charmanten?
- Welche Kosenamen für Sie gebraucht er in der letzten Zeit nicht mehr?
- Überwiegt die Routine in ihrem Liebesleben?
- Nimmt er Ihnen nur dann etwas Hausarbeit ab, wenn Sie ihn darum bitten?
- Überläßt er die Kindererziehung weitgehend Ihnen?
- Schenkt er Ihnen nur an Geburts-, Mutter- und Hochzeitstagen Blumen und andere kleine Aufmerksamkeiten?
- Hört er Ihnen überhaupt zu?
- Bemerkt er, wenn Sie beim Friseur waren oder etwas Neues anhaben?

- Erkennt er Ihre Leistungen im Haushalt an?
- Bespricht er seine Probleme mit Ihnen?
- Über welche Themen reden Sie – außer über Haushaltsprobleme oder Fragen der Kinderziehung?
- Wie oft geht er ohne Sie aus?
- Sind seine Freunde auch Ihre Freunde?

Verlängern oder ergänzen Sie diese Aufzählung und überlegen Sie, was Sie anders machen müssen. Wissen Sie, wieviel Zeit Sie im Durchschnitt für Ihre Familie aufwenden und wieviel für sich? Hätten Sie solche Arbeitsbedingungen bei einem gut bezahlten Job akzeptiert? Sicher nicht.

Nun kann man die vielschichtigen Aufgaben einer Hausfrau nicht mit einer normalen Berufstätigkeit vergleichen. Die Freuden, einen neuen Menschen auf die Welt und auf den rechten Weg zu bringen, lassen sich nicht messen an Erfolgen, die mit Geld und Beförderung aufgewogen werden.

Aber warum sollte eine Ehefrau und Mutter weniger Selbstbewußtsein haben als eine Karrierefrau? Beide erbringen in den meisten Fällen überdurchschnittliche Leistungen. Die Frau, die eine Familie ›managt‹, ist zuständig für Ernährung, Erziehung, Finanzen, Wohnen, Bekleiden – um nur die wichtigsten ›Ressorts‹ zu nennen. Ihre unterbezahlte und unterbewertete Tätigkeit ist eine gewaltige Herausforderung – gefragt sind organisatorische, pädagogische, psychologische und wirtschaftliche Fähigkeiten. (In England rechnete eine Versicherungsgesellschaft aus, eine Frau müßte für ihre Tätigkeit im Haushalt mit 3750 DM pro Monat entlohnt werden.)

In Wirtschaft und Politik sind diese vielfältigen Aufgaben auf viele Experten und einzelne Ministerien verteilt. Aber es gilt als selbstverständlich, daß eine Frau, die sich für die Ehe und Familie entschlossen hat, ein solches ›Multi-Ministerium‹ aus dem Stand heraus meistert, meist ohne Vorkenntnisse und Hilfe. Diese Hochleistungen müssen die betreffenden Frauen zu Stolz und Selbstbewußtsein berechtigen.

Die berufstätige Frau, die es in einer immer noch von Männern beherrschten Berufswelt gewiß nicht einfach hat, genießt in unserer Gesellschaft einen ganz anderen Stellenwert als eine ›Familien-Frau‹. Diese einseitige Auffassung bedarf des Umdenkens. Umdenken aber sollte auch die Frau, die bisher ganz im Dienst ihrer Familie aufging. Immer wieder beweisen Untersuchungen und Studien, daß Kinder von berufstätigen Müttern keineswegs öfter krank oder in der Schule schlechter sind als die, deren Mütter sich Kindern und Haushalt ganztägig widmen. Woran liegt das? Vielleicht ist eine berufstätige Frau daran gewöhnt, straffer zu organisieren. Vielleicht sind Kinder, deren Mütter nicht den ganzen Tag über für sie verfügbar sind, früher selbständig und bereit, kleine Aufgaben zu übernehmen. Und Männer, deren Frauen einen Teil des Lebensunterhaltes für die Familie bestreiten, werden sich wohl oder übel auch um Haushalt und Kindererziehung kümmern müssen.

Welche Form von Partnerschaft Sie auch immer eingegangen sind, für Ihr Glück sind in erster Linie Sie alleine verantwortlich. An Ihnen liegt es, sich von den täglichen Anforderungen nicht auffressen zu lassen, sich Freiräume zu schaffen. Leicht gesagt, schwer getan? Nicht, wenn Sie gleich damit beginnen. Machen Sie sich einmal klar, wie sehr Sie schon von Ihrer Familie vereinnahmt werden:

- Können Sie sich in aller Ruhe im Bad fertig machen, ohne gestört zu werden?
- Läßt man Sie so lange telefonieren, wie Sie wollen?
- Respektiert man, daß Sie einmal ungestört essen, ausruhen, lesen möchten?
- Nimmt man Ihnen Arbeit ab, damit Sie mehr Freizeit haben?

- Haben Sie ein Hobby, das Sie konsequent ausüben können?
- Pflegen Sie Ihre eigenen Freundschaften?
- Wie oft gehen Sie aus?
- Bleibt Ihnen Zeit für Friseur und persönliche Einkäufe?
- Sehen Sie eine Möglichkeit, sich weiterzubilden?
- Wollen Sie später beruflich wieder Fuß fassen und läßt man Sie dafür etwas tun?
- Wie sieht Ihre Altersversorgung aus?
- Welche Sicherheiten haben Sie, falls Ihre Verbindung scheitert?
- Wieviel Geld bleibt Ihnen für Ihre persönlichen Bedürfnisse?

Auch diese Aufzählung läßt sich beliebig ergänzen. Überdenken Sie, was Sie anders machen sollten. Ihre Lieben wollen sicher nicht, daß Sie sich aufopfern. Im Gegenteil, je selbstsicherer Sie Ihre eigenen Rechte wahrnehmen und verteidigen, um so früher lernt Ihre Familie, Rücksicht zu nehmen und Verantwortung sowie auch Aufgaben zu übernehmen.

Die Rolle der Frau in einer Lebensgemeinschaft besteht nicht nur darin, fürs leibliche Wohl und ein gemütliches Heim zu sorgen. Sie sollte es fertigbringen, für den Partner nicht nur die Mutter der Kinder zu sein, sondern auch seine interessante, begehrenswerte Geliebte.

Es ist gewiß nicht leicht, bei der täglichen Nähe Spannung, Erotik und Lust auf Sex am Leben zu erhalten. Viele schaffen es – vor allem, weil sie sich Mühe geben, ihre Beziehung zu verbessern, an ihr zu arbeiten und sich auch auf sexuellem Gebiet Neues einfallen zu lassen. Die Mehrzahl aller glücklich verheirateten Paare – jeder dritte Deutsche, der über sieben Jahre verheiratet ist, gibt an, glücklich zu sein – empfinden ihr Liebesleben in der festen Verbindung besser und aufregender als in den Zeiten der wechselnden Kontakte. Man kennt sich, vertraut sich, wagt Wünsche auszusprechen und Phantasien zu verwirklichen. Da scheint es nicht gerade stimulierend, wenn man sich mit ›Mutti‹ und ›Vati‹ anspricht, ein trostlos langweiliges Schlafzimmer hat und der Meinung ist, in einer festen Beziehung habe Sexualität keinen hohen Stellenwert mehr.

Professor Jim Henderson von der Universität Chicago ist dieser Frage nachgegangen und kommt zu einem ganz gegenteiligen Ergebnis: »Glück in der Liebe verleiht dem Körper der Frau durch den vermehrten Ausstoß bestimmter Hormone neue Spannkraft. Die Haut wird dadurch besser durchblutet, das Gewebe gestrafft, bereits vorhandene Falten regelrecht ausgebügelt.« Eine fünfjährige Studie mit 5000 amerikanischen Frauen und Männern ergab, daß tägliche Liebe Frauen jung, klug und schön macht und auch die Männer davon profitieren – sie hält sie gesund. Hirnforscher Dr. Howard Glazer aus den USA kommt zu ähnlichen Erkenntnissen: »Unmittelbar nach dem Sex ist der Mensch zwar erschöpft, nach einer kurzen Erholungspause kommt es jedoch im Körper und Gehirn zu einer überschießenden Gegenreaktion, die ihn tatkräftiger und vitaler werden läßt.« Und auch das ist wissenschaftlich bewiesen: Verliebte erkranken seltener an Grippe als Sex-Abstinenzler. Denn die körperliche Liebe hilft, unser Abwehrsystem intakt zu halten.

Wer kann sich ungestörter der Liebe hingeben, als ein zusammenlebendes Paar? Man ist nicht auf feste Zeiten und fremde Räumlichkeiten angewiesen. Warum sich nicht mal morgens in die Arme fallen? Dann ist der männliche Organismus auf Touren. Das Verlangen einer Frau wird erst später wach – aber wer kann schon widerstehen, wenn er mit zärtlichen Küssen geweckt wird? Der ›Tatort‹ muß ja auch nicht immer das Schlafzimmer sein. Die Couch im Wohnzimmer ist auch schön kuschelig, manche mögen es auf einem weichen Teppich oder unter der Dusche. Ganz gleich, was Sie vorziehen und praktizieren – das Wichtigste ist, daß Sie trotz aller Anforderungen des Alltags nie aufhören, Sie selbst zu sein – eine Frau, die ein Recht auf Eigenleben und Liebe hat.

Zeit der Erfüllung

»Sex? Ich freu' mich über jedes Mal, wenn es noch klappt. Es ist das Wichtigste. Da ist eben ein Muskel, der gestählt und benutzt werden muß«, meinte Entertainer und Schauspieler Harald Juhnke mit 63 Jahren, als er über sein Liebesleben befragt wurde.

Was er so lässig formulierte, scheint in unserer Zeit immer noch ein Tabu zu sein und wurde Jahrhunderte lang totgeschwiegen. Sex im Alter? Warum reagieren vor allem jüngere Menschen meist verschämt und verschreckt auf diese Frage? Lassen sich Gefühle und körperliche Bedürfnisse einfach ›ausknipsen‹, nur weil man ein bestimmtes Alter erreicht hat? Dieser Frage gingen auch Prof. Dr. Starr von der ›City University of New York‹ und Marcella B. Weiner, Dozentin für Psychologie und Gerontologie an der ›University of New York‹ nach:

»Seit geraumer Zeit schon drängte sich uns der Verdacht auf, daß in sexueller Hinsicht im höheren Lebensalter wesentlich mehr vor sich geht, als sich bei oberflächlicher Betrachtung erkennen läßt. Wir wußten, daß die Gesellschaft der Vorstellung von Sex bei älteren Menschen ablehnend gegenübersteht. Das legte uns den Gedanken nahe, daß die meisten von ihnen diesen Aspekt ihres Lebens einfach totschweigen. Wie konnten wir das ändern? Gegenüber Studien, die im Stenogrammstil die komplexe menschliche Psychologie angehen, sind wir mißtrauisch geworden. Deswegen wichen wir von der Idee des üblichen Fragebogens, der wahre, falsche und unterschiedliche Angaben zuläßt, ab. Wir stellten zwar einen Katalog mit 50 Fragen zusammen, ließen dabei aber genügend Spielraum für persönliche Bemerkungen und Erklärungen der Befragten.«

So entstand der ›Starr-Weiner-Report‹, in dem Menschen

in fortgeschrittenem Alter zum ersten Mal über ihre sexuellen Erfahrungen berichten. Wie Schaupieler Harald Juhnke gaben sie freimütig zu, daß für sie Sex nach wie vor ein wichtiger Bestandteil ihres Lebens sei. Die beiden amerikanischen Wissenschaftler berichteten über ihre Erfahrungen bei der Erarbeitung ihres Reports:

»Die Antworten auf unsere Befragung von Menschen unterschiedlicher Religion, Herkunft, Erziehung und Gesellschaftsschichten werfen prinzipielle Fragen nach der Natur des Alterns auf. Sie zeigen deutlich, daß selbst die positivsten bisherigen Annahmen falsch sind. Und was noch wichtiger ist, daß alle Reporte über die Sexualität im Alter, bei Kinsey angefangen, fragwürdig sind. So galt zum Beispiel als unumstößliche Tatsache, daß die Häufigkeit des Geschlechtsverkehrs schon im relativ frühen Erwachsenenalter abnimmt. Kinsey stellte eine Frequenz von 2,2mal in der Woche für die Altersgruppe der Dreißigjährigen fest, und 0,6mal für die der Sechzigjährigen. Die von uns befragten Personen zwischen 60 und 91 Jahren aber meldeten eine durchschnittliche Frequenz von 1,4mal in der Woche. Diese Zahl entspricht ungefähr der Gruppe der Vierzigjährigen bei Kinsey!«

Der Mensch braucht sein ganzes Leben lang Zärtlichkeit, Wärme, Geborgenheit und auch körperlichen Kontakt. Es mag sein, daß jemand, der in jungen Jahren sexuell sehr aktiv war, dies auch in seinem späteren Leben bleiben wird. Wahrscheinlich in anderer Form, denn Reife bringt Veränderung. Aber niemand sollte sich seiner Gefühle und Bedürfnisse schämen, nur weil er graue Haare hat. Die Gesellschaft wird erkennen müssen, daß Liebe – in welcher Form auch immer – ein Grundbedürfnis des Menschen ist und völlig unabhängig vom Alter.

Bei einer statistischen Lebenserwartung der Frau von rund 77 Jahren macht das sogenannte Alter den größten Teil ihres Lebens aus. Es ist schwer zu definieren, wann ein Mensch wirklich alt ist. Es ist keine Frage der Jahre, sondern der geistigen Einstellung und körperlichen Fitneß. Das kalendarische Alter hat den Vorteil, daß man das Recht hat, aus dem Beruf auszusteigen und sich endlich eigenen Interessen zuwenden kann.

Viele Frauen haben jetzt erst die Chance, das Leben zu führen, das sie sich wünschten. Die Kinder sind aus dem Haus, die Beschäftigung mit den Enkeln ist kein ›Muß‹, sondern eine freiwillige und manchmal beglückende Beschäftigung. Die Wechseljahre sind überstanden, die Angst vor Fältchen ist ausgestanden. Sie kann Sex ohne Einschränkung und Verhütungsmittel genießen und muß sich – im Gegensatz zum Mann – keine Sorgen um ihre Potenz machen. Das Verhältnis zum langjährigen Gefährten kann neu belebt werden. Man hat nun endlich Zeit für einander, aber auch für sich selbst. Die Rolle des ›Muttchens‹ ist vorbei, und lang unterdrückte Talente dürfen aktiviert werden. Eine selbstsichere Frau wird ihre neue Freizeit nicht für unnötige Hausarbeit verschwenden, sondern für sich verwenden. Um etwas räumlichen Abstand vom Partner zu schaffen, der sich seit seiner Pensionierung meist vorwiegend in den eigenen vier Wänden aufhält, sollte man die Wohnung so umräumen, daß jeder ein eigenes Zimmer oder eine ungestörte Ecke hat. Frauen haben heute eine um rund sieben Jahre höhere Lebenserwartung als Männer. Die meisten sind mit älteren Männern verheiratet, die entsprechend früher sterben. Die Folge: Drei von vier älteren Frauen sind Witwen. Haben sie erst einmal den Schock des Partnerverlustes überwunden, gelingt es vielen, die Einsamkeit als neu gewonnene Freiheit zu empfinden und entsprechend zu nutzen. Im allgemeinen kommen alleinstehende ältere Frauen mit ihrem Leben viel besser zurecht als Männer in einer vergleichbaren Situation. Sie haben die Gabe, neue Bekanntschaften zu schließen, sich Hobbys zuzuwenden, karitative Aufgaben zu übernehmen oder ihr

Wissen zu vertiefen. Die Suche nach einem neuen ständigen Partner gestaltet sich meist jedoch sehr schwierig. Die wenigen freien männlichen Wesen im passenden Alter wenden sich mit Vorliebe wesentlich jüngeren Frauen zu. Was bleibt, sind Urlaubseroberungen oder jüngere Männer, also keine Lösung für den Rest des Lebens.

Die beiden Wissenschaftler Starr und Weiner bemerken zu diesem Problem: »Unsere Daten beweisen, daß das sexuelle Schicksal der Frau immer noch an den Mann gebunden ist. (...) Viele Frauen über 60 sehen sich ohne Partner und ohne regelmäßige sexuelle Entspannung. Alle unsere Beobachtungen deuten aber darauf hin, daß es nur die Abwesenheit des Partners ist, die sie darin hindert, ein aktiveres Sexualleben zu genießen. Als positive Entwicklung zeigen unsere Daten aber auch, daß auf diesem Gebiet Veränderungen im Gange sind. Immer mehr Frauen bekennen sich zur Masturbation (Selbstbefriedigung) als akzeptable Notlösung; viele nehmen ihre Zuflucht zu außerehelichen heterosexuellen Verbindungen oder suchen andere Lösungen, um einen Ausgleich zu schaffen.«

Zweifellos wird die Rolle der körperlichen Liebe in unserer Zeit überbewertet. Viele Frauen haben keine regelmäßigen sexuellen Kontakte oder Orgasmen und entbehren nichts. Das Alleinleben ist sicher einer unglücklichen Beziehung mit ständigem Streit vorzuziehen. Wenn man mit seinem Leben nicht zufrieden ist, sollte man ganz sachlich nach dem ›Warum‹ fragen. Was können und sollten Sie noch ändern? Glück ist Handeln, nicht Zögern. Schauen Sie nicht zurück. Trauern Sie entgangenen Chancen nicht nach. Versäumen Sie aber auch keine weiteren. Hadern Sie nicht mit Menschen, die Ihnen geschadet haben. Lernen Sie lieber, nicht wieder zuzulassen, daß Ihnen Unrecht geschieht. Haben Sie Mut zu sich selbst. Akzeptieren Sie sich so, wie Sie jetzt sind. Nehmen Sie Ihr Schicksal an. Sie empfinden es als zu schwer?

Kennen Sie die Geschichte von dem Menschen, der sein schweres Kreuz nicht mehr tragen wollte und sich bitter bei Gott beklagte? Der hatte ein Einsehen und führte den Unglücklichen in einen riesigen Saal, dessen Wände mit Kreuzen aller Art bedeckt waren. »Such dir ein passendes aus.« Der Mensch schaute sich lange um und ging dann auf ein sehr kleines zu. »Dieses, Herr! Mit dem könnte ich wohl fertig werden.« – »Wirklich? Es ist genau das, was du als zu schwer empfunden hast.«

10. Kapitel

Die großen Liebhaberinnen

»Liebe ist ein privates Weltereignis«, erkannte der Essayist und Kritiker Alfred Polgar (1873–1955). Millionen von unbekannten Liebenden dürfen Glück und Unglück ohne Anteilnahme oder Schadenfreude der Öffentlichkeit erleben. Für Figuren der Geschichte, bekannte und im Rampenlicht stehende Persönlichkeiten und solche, die sich dafür halten, ist sie ein öffentliches Weltereignis. Schauen wir also in die Gemächer berühmter Frauen, um zu erfahren, wie sie Pflichten und Gefühle miteinander vereinbarten, ohne sich selbst dabei aufzugeben.

Katharina die Große

»Ich gefiel, und glaube, darin lag meine Stärke.«

Katharina die Große ist uns vertrauter durch ihre vielen Affären, als durch ihre staatsmännischen (oder staatsfraulichen) Taten, die an erster Stelle genannt werden müßten. Wie so viele Frauen von großem Verstand und Format, war sie ihr ganzes Leben lang auf der Suche nach dem richtigen Mann, einem, der ihr auch geistig gewachsen war. Sie fand ihn nicht. Das ist eine der Erklärungen für ihre vielen Liebhaber.

Glücklich war sie nur während einiger rauschhaften Minuten in der Nacht. Tagsüber vergoß sie bittere Tränen über ihre Schwäche: »Mein Unglück ist, daß mein Herz ohne Liebe nicht froh sein kann, nicht eine einzige Stunde lang.« 34 Jahre lang herrschte sie über Rußland. Ihre Siege in der Politik erhoben ihr Land zur Weltmacht. Ihre noch zahlreicheren Siege über Männer brachten ihr nur persönliche Niederlagen. Die Sucht nach körperlicher Liebe beherrschte die Herrscherin.

Die spätere ›Katharina die Große‹ kam am 2. Mai 1729 in der Ostseehafenstadt Stettin zur Welt. Ihre deutschen Eltern, Christian und Johanna von Anhalt-Zerbst, empfanden es als Makel, daß ihr erstes Kind kein Sohn war. Sie tauften die ungeliebte Tochter auf die Namen Sophie Auguste Friederike. Zum Entsetzen seiner Umgebung war das Kind auch noch häßlich. Ausgerechnet diese vom Glück so vernachlässigte deutsche Prinzessin wurde durch diplomatische Verhandlungen und politische Intrigen von Friedrich dem Großen dazu auserkoren, den Thronerben des russischen Reiches – Großfürst Peter III. – zu heiraten. Mit Eifer bereitete sich die fünfzehnjährige Sophie auf ihre zukünftigen Aufgaben vor und setzte sich drei Ziele:

- Sie wollte vom russischen Volk geliebt werden, trat gegen den Willen ihres Vaters vom protestantischen zum russischorthodoxen Glauben über und nahm den Namen Jekatarina Alexejewna an.

- Auch die Liebe der regierenden Zarin Elisabeth wollte sie sich sichern. Deshalb lernte sie in kürzester Zeit Russisch, um ihr zu imponieren und sich bei ihr einzuschmeicheln.
- Verzweifelt bemühte sie sich auch um die Zuneigung ihres kränkelnden, pockennarbigen Mannes. Doch der geistig zurückgebliebene Großfürst Peter III. spielte lieber mit seinen Zinnsoldaten und Hunden und beleidigte seine Frau roh vor den Höflingen: »Sie brauchen sich nicht mehr der Mühe zu unterziehen, in meinem Bett zu schlafen.«

Ihren geistigen Frust verarbeitete sie durch ein intensives Selbststudium. Bücher wurden ihre Freunde und Tröster in ihrer Einsamkeit. Sie vervollkommnete ihre Bildung, die für eine Frau ihrer Zeit erstaunlich war. Ihren sexuellen Frust reagierte sie durch Ritte ab, die angeblich bis zu zwölf Stunden dauerten. Sie gab sich große Mühe mit ihrem Äußeren und zwang sich sogar zu Diät, damit ihr Körper schlank und aufregend wurde.

Durch Aufmerksamkeiten und Höflichkeit versuchte sie, sich bei den Höflingen beliebt zu machen. Ihre Bemühungen brachten den ersehnten Erfolg. Immer mehr Männer umschwärmten die eigenwillige, charmante junge Frau. Katharina wurde endlich schwanger. Die entzückte Zarin grübelte nicht darüber, ob diese erste Schwangerschaft durch Peter, der inzwischen durch eine Hofdame in die Liebe eingeweiht worden war, oder ihren ersten Geliebten, den galanten Höfling Graf Sergej Wassiljewitsch Saltykow, zustandegekommen war. Katharina, endlich von Enttäuschungen befreit, nicht begehrt zu werden, genoß ihr Liebesleben mit Saltykow so intensiv, daß sie am 14. Dezember 1752 eine Fehlgeburt erlitt. Im Mai 1753 war sie erneut schwanger und verlor auch dieses Kind kurze Zeit darauf durch ihre zügellose Vergnügungssucht. Im

Februar des folgenden Jahres erwartete sie ihr drittes Kind. Die Zarin, der es egal schien, welcher Mann Katharina zu Mutterfreuden verhalf, wenn sie nur den ersehnten Thronerben zur Welt brachte, stellte Katharina unter Hausarrest. So trug sie das Kind aus und gebar am 20. September 1754 ihren Sohn Paul (Pawl Petrowitsch). Er wurde ihr unverzüglich weggenommen, um auf seine zukünftigen Aufgaben von Zarin Elisabeth vorbereitet zu werden.

Saltykow hatte sich längst von seiner temperamentvollen Geliebten gelöst und wurde als Gesandter nach Madrid versetzt. Ehemann Peter vergnügte sich mit Gräfin Woronzow, und Katharina machte sich daran, die Herrschaft über Rußland zu übernehmen. In ihren Memoiren erinnerte sie sich: »Ich beschloß, diejenigen, die mir so vielfaches Leid angetan hatten, spüren zu lassen, daß es jetzt von mir abhing, ob ich mich ungestraft beleidigen ließ.« Sie begann, sich alles, was sie wollte, zu nehmen oder zu kaufen. Sie gab Unsummen für Kleider und Schmuck aus und machte sogar Schulden, weil sie zur leidenschaftlichen Spielerin geworden war.

Der nächste Liebhaber hieß Graf Stanislaus Poniatowski, ein gebildeter junger Mann von 23 Jahren aus bester polnischer Familie. Nachts schlich sich die liebestolle 25jährige Katharina in Männerkleidern aus dem Palast und floh in die Arme des romantischen, feinfühligen Mannes, der ihr innig ergeben war. Im Juli 1757 erwartete die strahlende Großfürstin Katharina wieder ein Kind. Ihr Mann Peter bemerkte hämisch: »Weiß der Himmel, woher meine Frau ihre Schwangerschaften nimmt.« Am 9. Dezember 1757 kam Anna zur Welt, die – ebenso wie Paul – der Mutter sofort weggenommen wurde und ein Jahr später starb. Poniatowski, den Katharina für seine Liebesdienste später zum König von Polen machte, wurde von dem schmucken Gardeoffizier Gregorij Gregorjewitsch Orlow abgelöst.

Zarin Elisabeth verstarb am 17. Januar 1762. Der unfähige

Peter III. wurde ihr Nachfolger. Sechs Monate später zwang ihn seine Frau Katharina zur Abdankung, um den Zarenthron selbst einzunehmen. Zar Peter III. wurde nach Schloß Ropscha gebracht und dort im Juli 1762 von den Brüdern ihres Geliebten Orlow – ohne Katharinas Wissen – umgebracht. Zu Unrecht ging sie in die Geschichte als Gattenmörderin ein. Um die Gunst der fünf Brüder Orlow, allesamt Idole der russischen Gardeoffiziere, nicht zu verlieren – und damit die Rückendeckung durch die Garde –, mußte die Zarin schweigen und die Wahrheit verschleiern. Sie war nun 33 Jahre alt, selbstsicherer und schöner geworden. Ihr Sekretär schwärmte: »In der Bewegung ist ihr Gesicht von bemerkenswerter Schönheit.« Ihr Arbeitstag begann um sechs Uhr morgens und endete eigentlich niemals. Sie war nicht nur Regentin, sondern auch Innen-, Außen-, Kriegs- und Finanzminister. Die Abende waren Empfängen, Theaterbesuchen und auch ihrer Spielleidenschaft gewidmet, die Nächte ihrem sexuellen Heißhunger.

Ihre Liebhaber wechselten sich in immer kürzeren Abständen ab, wurden immer jünger und mußten vor allem ansehnlich und potent sein. Deren männliche Qualitäten ließ die große Liebhaberin Katharina von Hofdamen testen, ehe sie einen Günstling selber erprobte. Die abgedankten Geliebten überhäufte die Zarin mit Ämtern, Liegenschaften, Geld und Edelsteinen. Für die endlose Reihe ihrer Favoriten gab Katharina II. im Laufe ihrer Regierungszeit die Unsumme von 92 500 000 Goldrubeln aus. Dieses Geld hätte ausgereicht, um ihren 20 Millionen am Existenzminimum dahinvegetierenden Untertanen vier Jahre lang ein gutes Auskommen zu gewähren.

Die positive Bilanz: Sie ließ 144 Städte erbauen, unterzeichnete 123 Erlasse zum Wohle des Volkes, gab den Befehl zu 100 Schlachten, die siegreich für Rußland ausgingen. Sie verwirklichte den Traum ihres Vorgängers, Peter des Großen:

Unter ihrer Herrschaft erzwang sich Rußland den Zugang zu zwei Meeren, der Ostsee und dem Schwarzen Meer.

Wie aber sah ihr Privatleben aus? Sie schnupfte Tabak, der eigens für sie in der Nähe von St. Petersburg angebaut wurde, machte frühmorgens eigenhändig Feuer im Kamin und bereitete sich das Frühstück selbst zu. Ihre inoffiziellen Essen waren spartanisch einfach, ihre Lieblingsspeise Salzgurken und gekochtes Rindfleisch. Sie verabscheute Alkohol, weil sie ihren Mann so oft im Rausch erlebt hatte und trank lieber Traubensaft oder aß Obst.

In einem bequemen Hauskleid erledigte sie ihre Regierungsgeschäfte und erschien erst abends in den kostbaren Roben, für die sie soviel Geld ausgab. Den wenigen Schlaf machte sie durch den stärksten Mokka des Landes wett – 500 Gramm Kaffee für fünf Tassen. In den Armen des 29 Jahre jüngeren Alexander Lanskoi erlebte sie noch einmal mehr als nur sexuelle Befriedigung, die sie längst langweilte. Sie war allein, als sie am 6. November 1796 unerwartet starb.

Ihr Nachfolger, Zar Paul I., ließ die Memoiren seiner Mutter, an denen sie zwanzig Jahre lang in russischer und französischer Sprache geschrieben hatte, versiegeln. Geheime Abschriften gelangten 50 Jahre später nach Westeuropa und wurden 1859 gleichzeitig in mehreren europäischen Ländern veröffentlicht. Auch mit diesen Aufzeichnungen erwies sie sich als die große Katharina. Sie schrieb besser und faszinierender als alle ihre Biographen. Katharina über Katharina: »Offen gestanden habe ich mich nie für besonders schön gehalten, aber ich gefiel, und glaube, darin lag meine Stärke.« Eine Frau, die sich bis an ihr Lebensende ungeliebt fühlte und die es nie gelernt hatte, sich selbst zu lieben …

Maria Theresia

»Das einzig wirkliche Glück auf dieser Welt ist eine glückliche Ehe.«

Kaiserin Maria Theresia war eine Zeitgenossin und ›Kollegin‹ von Katharina II. Auch ihr Leben wurde von der Liebe bestimmt. Am 13. Mai 1717 kam sie als Tochter von Kaiser Karl VI. und Elisabeth Christine von Braunschweig-Wolfenbüttel, die als eine der schönsten Fürstinnen Europa galt, zur Welt. Zunächst war sie nicht für den Thron bestimmt und durfte mit ihren beiden Schwestern eine unbeschwerte Kindheit am Wiener Kaiserhof erleben. Ihre Lehrer waren zum größten Teil Jesuiten, die sie vor allem Sprachen lehrten. Sie führte ihre Korrespondenz in Französisch, das sie auch fließend sprach, lernte Latein, weil es damals die Amtssprache Ungarns war, und auch italienisch. Ihr Deutsch blieb zeitlebens fehlerhaft. Mit ihrer Familie unterhielt sie sich im Wiener Dialekt. Die ›Resl‹, wie sie liebevoll von den Wienern genannt wurde, besaß eine hübsche Singstimme und erhielt eine solide musikalische Ausbildung, wie andere Töchter vornehmer Herkunft auch.

Ein großes Glück für das hübsche, warmherzige, spontane Mädchen war ihre Erzieherin, Gräfin Charlotte Fuchs. Die ›Fuchsin‹ war die verschwiegene Vertraute und Verschwörerin, welche die große Liebe ihres Schützlings zum lothringischen Prinzen Franz Stephan förderte. Das Haus Lothringen war mit den Habsburgern verwandt; der 15jährige Prinz ging an den Wiener Hof, um sich gesellschaftlichen Schliff zu holen und seine bescheidene Bildung zu erweitern. Karl VI., der keinen eigenen Sohn hatte, schloß ihn sofort in sein Herz. Er notierte: »Prinz Lothringen sind hübsch, wohl gewachsen, manierlich, redt Teutsch.« Fortan begleitete der Prinz den Kaiser auf die Jagd, nahm an Festen und Bällen teil und ließ die

Bücher links liegen. Sechs Jahre lang vergnügte er sich auf diese angenehme Weise und mauserte sich zu einem wunderschönen jungen Mann, dem die Frauen blind ergeben waren.

Zu seinen Bewunderinnen gehörte auch die zwölfjährige Maria Theresia. Sie war todunglücklich, als er 1729 nach Hause zurückkehrte, weil sein Vater gestorben war. Er arbeitete sich in seine neuen Aufgaben als Regent seines Herzogtums Lothringen gut ein und begab sich auf Brautschau nach Frankreich, England und die Niederlande. Schließlich zog es ihn wieder an den geliebten Wiener Hof, wo er mit offenen Armen empfangen wurde. Die Regierungsgeschäfte in Lothringen delegierte er an seine Mutter.

Während der dreijährigen Abwesenheit des Angebeteten war die kindliche Maria Theresia zu einer begehrenswerten jungen Frau herangereift, die aus ihrer leidenschaftlichen Liebe zum Ziehsohn ihres Vaters kein Hehl machte. Der Prinz erwiderte ihr großes Gefühl und hielt um ihre Hand an. Der Kaiser zögerte und übertrug ihm erst einmal den Posten eines Statthalters in Ungarn. Die geschickte Fuchsin leitete so manchen leidenschaftlichen Liebesbrief weiter und arrangierte heimliche Treffen der Liebenden. Die große Prüfung kam, als Berater des Kaisers davon abrieten, Maria Theresia mit einem so wenig einflußreichen Mann zu verheiraten. Da das Kaiserpaar immer noch keinen Sohn hatte, wurde es immer wahrscheinlicher, daß Maria Theresia die Nachfolgerin ihres Vaters werden würde.

Doch Karl VI. tat etwas für seine Zeit sehr Ungewöhnliches – er stellte das Glück seiner Kinder über die Staatsraison. Glückliche Maria Theresia! Am 12. Februar 1736 führte Franz Stephan seine wunderschöne Braut zum Altar. Es war die erste Liebesheirat im Hause Habsburg seit 1477, als Maximilian und Maria von Burgund den Bund fürs Leben schlossen. In der Öffentlichkeit genoß der Lothringer weniger Ansehen als bei seiner verliebten Frau. Im Türkenkrieg stellte sich heraus, daß er weder viel Mut noch Feldherrentalent besaß. In Wien verzieh man ihm nicht, daß die ersten Kinder ›nur‹ Töchter waren.

1740 starb überraschend Karl VI. und seine 23jährige Tochter übernahm die Regentschaft über die habsburgischen Erblande. Auf die Aufgaben, die mit der Regierung eines so gewaltigen Reiches zusammenhingen, war sie sehr ungenügend vorbereitet worden. Außerdem war sie schon wieder schwanger. Von heute auf morgen mußte die unbekümmerte Ehefrau Sitzungen leiten, Akten studieren, Entscheidungen treffen und Kriege führen. Erstaunlich schnell arbeitete sie sich ein und bewältigte ein enormes Arbeitspensum. Ihr Tag begann wie der von Katharina der Großen morgens um sechs Uhr und endete spät abends. Am 13. März 1741 gebar sie nach drei Töchtern endlich den ersehnten Thronerben, den späteren Kaiser Joseph II. Franz Stephan war zwar formell Mitregent und seit 1746 als Römisch-Deutscher Kaiser Oberhaupt des Habsburgischen Reiches und damit ranghöher als seine Frau. Aber es war Maria Theresia, die regierte und gegen ihren großen Widersacher, den Frauenfeind Friedrich den Großen, zwei (verlorene) Kriege um Schlesien führte. Franz Stephan, nun Kaiser Franz I., züchtete Blumen, sammelte Münzen, widmete sich der Jagd, der Verwaltung seiner Privatgüter und den Frauen. Er war ein guter Geschäftsmann, gründete Musterbetriebe, vermehrte sein Privatvermögen mit großem Geschick und legte so den Grundstein zum habsburgisch-lothringischen Familienvermögen, während die Staatskasse fast immer leer war.

Wenn der Hof sich amüsierte, arbeitete die ›Magna Mater Austriae‹, die große Mutter Österreichs, unermüdlich und schonte sich auch nicht, kam sie wieder einmal nieder. Insgesamt schenkte sie sechzehn Kindern das Leben, von denen elf überlebten. An ihr zweitjüngstes Kind, Maria Antonia, die den Dauphin von Frankreich, den späteren König Louis XVI. heiratete und als Maria Antoinette auf dem Schafott endete, schrieb sie: »Eine verheiratete Frau kann nie die Gewißheit haben, nicht schwanger zu sein, und es besteht niemals eine größere Gefahr, als während der ersten vier Wochen. Man kann nicht einmal wissen, ob man schwanger ist oder nicht.«

In den vier Jahrzehnten ihrer Regierungszeit führte sie eine umfassende Verwaltungsreform durch, förderte Kunst, Handel und Industrie, gründete Volkshochschulen und Akademien, schaffte die Folter ab und führte die Kartoffel ein. Sie war eine fanatische, dominante Mutter und liebte ihren Mann ›Franzl‹ wie zu Anfang ihrer Ehe. Die vielen Probleme, die mit ihrem Amt verbunden waren und die sie ohne die Hilfe ihres Mannes lösen mußte, machten sie mit der Zeit herrischer. Die Untreue ihres Mannes schmerzte sie tief. Sie zeigte ihm ihren Unmut und vermutete hinter jeder attraktiven Frau am Hof eine Rivalin.

Diese erfolgreiche, weitblickende und selbständige Super-Managerin eines Weltreiches lebte und handelte nach ganz konservativen Grundsätzen, die sie in einem Brief an ihre Tochter Marie Antoinette in Frankreich so formulierte: »Die Frau ist in allem ihrem Gatten gehorsam und soll kein anderes Bestreben haben, als ihm zu gefallen und seinen Willen zu erfüllen. Das einzig wirkliche Glück auf dieser Welt ist eine glückliche Ehe. Ich kann es bezeugen. Alles hängt von der Frau ab, wenn sie nachgiebig, gut und amüsant ist. Die törichte Liebe vergeht bald, aber man muß sich gegenseitig achten. Man kann nicht genug Kinder haben. In diesem Punkt bin ich unersättlich.«

Eine Würdigung, die ihrer Persönlichkeit gerecht wird, kam ausgerechnet von ihrem Erzfeind, Friedrich dem Großen: »Trotz des Üblen, das sie mir zugefügt hat (gemeint sind die Kriege um Schlesien), muß ich zugeben, daß diese Fürstin sehr achtenswert ist durch ihre Sittenreinheit. Es gibt wenige

Frauen, welche ihr in dieser Hinsicht gleichen; die meisten sind Huren, und die Königin verabscheut die Huren. Sie ist sehr strebsam und hat Talente auf mehr als einem Gebiete, ich muß ihr darin Gerechtigkeit angedeihen lassen.«

Als Kaiser Franz am 18. August 1756 plötzlich starb, hatte Maria Theresia die Größe, die Gräfin Auersperg, die jahrelang seine Geliebte gewesen war, an der Bahre zu trösten: »Liebe Auersperg, wir haben beide einen großen Verlust erlitten.« Und das, obwohl sie 1747 eine Keuschheitskommission ins Leben gerufen hatte, mit der Aufgabe, die Untertanen auf ihr untadeliges Sexualleben zu überprüfen und außereheliche Beziehungen zu bekämpfen. Wer sich in den Augen der Kaiserin unmoralisch verhielt, zog sich ihre Ungnade zu. Sie mußte allerdings hinnehmen, daß man Keuschheit und eheliche Treue nicht befehlen kann – am wenigsten dem eigenen Mann.

Der Tod des erst 56jährigen stürzte Maria Theresia in tiefste Verzweiflung. Sie war seelisch gebrochen, ihr Leben hatte seinen Sinn verloren. Sie ließ sich das schöne, kaum ergraute Haar abschneiden, verschenkte ihren gesamten Schmuck an ihre Kinder, ließ ihr Schlafzimmer in grauer Seide ausschlagen und legte ihre Trauerkleidung zeitlebens nicht mehr ab. In ihrem Gebetbuch fand man nach ihrem Tod am 29. November 1780 einen Zettel, auf dem sie, drei Jahre nach seinem Hinscheiden, die Zeit ihrer glücklichen Ehe mit ihm errechnet hatte: »29 Jahre, 6 Monate, 6 Tage, macht also Jahre 29, Monat 354, Wochen 1540, Täge 10781, Stunden 258744.«

Die Quelle ihrer Kraft war sicherlich die Liebe zu diesem einzigen Mann in ihrem Leben und eine tiefe Religiosität, die sie alle Strapazen, Sorgen und Enttäuschungen ertragen ließen.

Coco Chanel

»Es gibt viele Herzöge, aber nur eine Coco Chanel.«

Sie wurde in 60 Tagen Millionärin, kreierte den Bubikopf, befreite die Frauen vom Fischbeinkorsett und antwortete dem Herzog von Westminster auf seinen Heiratsantrag: »Es gibt viele Herzöge, aber nur eine Coco Chanel.« Zeitlebens blieb sie unverheiratet und bestand darauf, ›Mademoiselle‹ genannt zu werden.

Das Fräulein Chanel war Männern aber keineswegs abgeneigt. Im Laufe ihres 87 Jahre währenden Lebens hatte sie viele Begleiter und sie nutzte ihre einflußreichen Bekanntschaften, um geschäftliche Vorteile daraus zu ziehen. Ohne männliche Protektion wäre aus dem bettelarmen Mädchen kaum die geworden, von der der große Dichter George Bernard Shaw behauptete, sie sei neben Madame Curie die »bewundernswerteste Frau des Jahrhunderts«.

Gabrielle Chanel kam am 19. August 1883 in einem Zugabteil zur Welt. Ihr Vater, Weinhändler Henry Chanel, hatte geschäftlich in Saumur zu tun, und ihre Mutter war auf dem Wege zu ihm. Obwohl beide Eltern aus der Auvergne stammten, wurde Gabrielle, die jüngste von vier Schwestern, in das Standesamtsregister von Saumur an der Loire eingetragen. Als das Mädchen sechs Jahre alt war, starb die Mutter. Vater Henry brachte die Kinder bei zwei Tanten unter und setzte sich nach Nordamerika ab.

Die Tanten Devolles lebten auf einem Hof in der Auvergne völlig zurückgezogen, hatten einen untadeligen Ruf und pflegten nur schwarze, züchtige Kleider zu tragen. Gabrielle erwies sich als schwer erziehbar, aufsässig und störrisch. »Ich war wirklich eine freche, lügenhafte Göre«, gab sie später zu. Die Tanten züchteten Pferde für die Armee und Nichte Gabrielle half den Stallburschen beim Einreiten der Pferde. Als die tugendhaften Tanten nicht mehr mit ihr fertig wurden, gaben sie die kleine Rebellin in die Klosterschule der ›Blauen Schwestern von Issoire‹, wo sie auch bald zum Problem wurde. Zu ihrem 16. Geburtstag schenkte ihr eine Nachbarin einen Topasring mit den prophetischen Worten: »Trage diesen Ring stets an deinem Finger. Wenn du ihn behältst, wird dein Leben ein Traum werden.«

Dieses Geschenk gab Gabrielle den Mut, aus der Enge ihrer Welt auszubrechen. Sie entsprach keineswegs dem Schönheitsideal ihrer Zeit. Ihre Nase war zu groß, der Busen zu klein und sie benahm sich alles andere als angepaßt und liebenswürdig. Ihre äußerlichen Pluspunkte waren ihre schwarzen Augen, dichtes, dunkles Haar und eine schlanke Figur.

Da sie nichts gelernt hatte, aber ein bißchen tanzen konnte, schloß sie sich einer Varietétruppe an, mit der sie über Land tingelte. Nach einer Vorstellung in Südfrankreich kamen zwei Leutnants hinter die Bühne und sagten zu ihr im Scherz: »Sie sollten mit uns nach Paris kommen. Sie könnten dort Karriere machen.« Am nächsten Morgen stand die Siebzehnjährige in höchst provinzieller Aufmachung auf dem Bahnsteig vor den keineswegs entzückten Offizieren. »Mein Gott, sie hat uns ernstgenommen«, stöhnte Georges und wollte Reißaus nehmen. Doch sein Freund Etienne war bereit, das Mädchen mitzunehmen: Das war die Wende im Leben der Chanel.

Etienne Balsan war der Sohn reicher Eltern, denen die Webereien von Châteauroux gehörten. Er galt als Playboy. Niemand nahm Anstoß daran, daß er Gabrielle in seinem Landhaus in Chantilly unterbrachte. Sie segelte auf seiner Yacht, ritt seine Pferde, lernte sich zu benehmen und legte ihren Provinzakzent ab. Sie wußte wohl, daß sie keine Chance hatte, ein Mitglied der vornehmen Familie Balsan zu werden. Aber an der Seite ihres Geliebten traf sie einflußreiche Leute der tonangebenden Gesellschaft, wie den Prinzen von Wales, Prinz Henry von England, Multimillionäre wie die Huttons und Rockefellers. Die kleine Person, die wie ein Kerl im Sattel saß, fiel völlig aus dem Rahmen. Das war ihr Erfolg. Das schillernde Paar kehrte oft erst im Morgengrauen von Bällen zurück, wenn der Hahn ›Coco Rico‹ krähte. Deshalb gab ihnen die Pariser Gesellschaft die Spitznamen Coco und Rico.

Bei einer Jagd im Pyrenäenkurort Pau lernte Coco im Jahre 1907 den englischen Polospieler und Playboy Arthur Capel – Boy genannt – kennen und verliebte sich in den interessanten, gut aussehenden Millionär. Da auch er von dieser Amazone hingerissen war, kaufte er ihr ein mittelalterliches Kloster, das er modernisieren ließ. Wenn Boy geschäftlich unterwegs war, verschlang Coco Romane und Schriften von Gelehrten und Philosophen und dem Begründer der Anthroposophie, Rudolf Steiner. Auf die Dauer behagte ihr aber das Leben einer ausgehaltenen Müßiggängerin nicht, zumal sie immer wieder an der wahren Liebe ihres Gönners zweifelte. Mit seiner Hilfe eröffnete sie einen Hutsalon, der aber nicht florierte. So ging sie im Frühjahr 1914 nach Deauville, wo sie zusammen mit ihrer Schwester einen erneuten Versuch startete. Doch ihre ersten sportlichen Kreationen, der Männermode abgeschaut, waren erfolgreicher als ihre pompösen Kopfbedeckungen im herkömmlichen Stil. Der Erste Weltkrieg mit seinen Entbehrungen förderte die schlichte, praktische Mode der Chanel.

Am 5. August 1916 eröffnete sie ihren Pariser Modesalon in der Rue Cambon, wo sich immer mehr Frauen trafen, die den Platz ihrer kriegführenden Männer einnahmen und für die Gleichberechtigung eintraten. Coco Chanel erkannte den Zeitgeist, setzte ihn in Mode um und machte damit Geschichte. Einer ihrer Bewunderer, der Dichter Jean Cocteau, sah ihre Verdienste so: »Chanel begriff, daß es in dieser Entwicklung kein Zurück geben würde. Die Frauen waren entschlossen, die Freiheiten zu wahren, die sie unter so tragischen Umständen gewonnen hatten. Das Zeitalter der Straußenfedern und Spitzenunterröcke war endgültig vorbei.« Vorbei war auch das private Glück der Modeschöpferin. Ihr Boy war bei einem Autounfall tödlich verunglückt. Die Chanel vergrub sich in Arbeit und baute mit Geld, das ihr der Geliebte hinterließ, ein neues Atelier in der Rue Cambon 31 auf.

Ihr nächster Begleiter war der russische Großfürst Dimitri, ein Neffe des Zaren und Mörder von Rasputin. Der Großfürst kam als Emigrant nach Paris und die geschäftstüchtige Coco engagierte ihn als ›Kontakter‹. Auch damit lag die Chanel richtig. Der blonde, blauäugige Adelige galt als einer der bestaussehenden jungen Männer der damaligen Gesellschaft und zog seine Kreise in Mademoiselles Atelier. Der Adel trug nun ›Chanel‹. Mittellose Prinzessinnen erregten als Vorführdamen in der Rue Cambon 31 Bewunderung. Cocos modischer Einfluß wuchs immer mehr.

Ihr modisches Vorbild war sie selbst: knabenhaft, mit breiten Schultern und schmalen Hüften. Da sie sich ihre langen schwarzen Haare durch ein Mißgeschick versengte, griff sie kurzentschlossen zur Schere und schnitt sie ab. Das war die Geburt des Bubikopfes. Als sie in einem schlicht geschnittenen Kleid – die berühmte dreifache Perlenkette um den Hals und von der Rivierasonne gebräunt – mit diesem Herrenschnitt ihre Loge in der Pariser Oper betrat, war sie das Stadtgespräch und Vorbild für viele fortschrittliche Frauen, die spontan zur Schere griffen.

Aber der Frau, die von ganz unten gekommen war und nie überwunden hatte, daß sie nicht durch Geburt der Gesellschaft angehörte, genügte es nicht, nur in Sachen Mode führend zu sein. Im Paris der Jahre nach dem Ersten Weltkrieg, in dem sich Künstler aus aller Welt etablierten, spielte sie auch die Rolle der Muse und Sponsorin. So rettete sie das Ballett des großen russischen Tänzers und Choreographen

Diaghilev vor dem wirtschaftlichen Zusammenbruch und nahm Einfluß auf die Inszenierungen, Bühnenbilder und Kostüme. Sie war großzügig, ging es um die Unterstützung darbender Künstler, und kleinlich, drehte es sich um die Gehälter ihrer Angestellten.

Um nicht nur mit Mode Geld zu verdienen, wagte sie sich ins Parfümgeschäft. Im Frühjahr 1921 tippte sie im Labor des damals führenden Parfümeurs Ernest Beaux auf das fünfte von zehn Probefläschchen und hatte damit im wahrsten Sinne des Wortes den ›richtigen Riecher‹. Sie nannte den neuen Duft ›Chanel No. 5‹ und ließ ihn in einen ›klassischen, ganz einfachen Flacon‹ füllen. Mit der international verständlichen Bezeichnung wurde Chanels neuestes Produkt schnell weltweit bekannt. Da die geschäftstüchtige Modemacherin sich zehn Prozent vom Reingewinn vertraglich gesichert hatte, wurde sie innerhalb von zwei Jahren Multimillionärin. Nun hatte sie alles erreicht, was ihr als junges Mädchen vorhergesagt wurde. Der Ring, den sie nie ablegte, hatte ihr Glück gebracht. Sie besaß Reichtum, Einfluß, war weltweit bekannt und verkehrte in den ersten Kreisen.

1938 zog sie sich in ihre Villa an der Riviera zurück und pflegte ihre Freundschaften mit so bekannten Künstlern wie Picasso, Dali, Strawinsky, Cocteau. Die Kriegs- und Nachkriegszeit erlebte sie in Europa und Amerika. 1954 beschloß sie ein Comeback und eröffnete ihren ehemaligen Pariser Salon mit ihren altbewährten Modellen wieder. Was keiner geschafft hätte, gelang ihr: sie war sofort wieder ›in‹. Wer sich kein Chanel-Kostüm leisten konnte, trug zumindest ihre Düfte – inzwischen war auch die No. 22 auf dem Markt.

Coco Chanel starb so einsam, wie sie in den letzten Jahren gelebt hatte. In ihrem Appartement im berühmten Hotel Ritz, in dem sie wohnte, war sie mit den letzten Vorbereitungen für ihre neue Kollektion beschäftigt, als sie nach ihrem Zimmermädchen klingelte. »Ich fühle mich nicht wohl«, sagte sie. Es waren ihre letzten Worte. Der herbeigerufene Arzt konnte nur noch ihren Tod feststellen.

Das wundersame Leben der Mademoiselle Chanel war bereits 1968 in ein Musical eingegangen, das am New Yorker Broadway Premiere hatte. Coco Chancel verdankt die Welt viel, auch das ›Kleine Schwarze‹, das so vielen Frauen zum Erfolg verhalf. Ihren Erfolg verdankte sie ihrem Talent, Fleiß, Selbstbewußtsein und auch der Protektion von einflußreichen Männern. Vor allem aber der Tatsache, daß sie sich immer nur auf sich selbst verließ.

George Sand

»In der Liebe behandelt man Frauen wie Kurtisanen, in der Ehe wie Dienerinnen.«

Sie war die ›Madame Scandaleuse‹ des vergangenen Jahrhunderts. Eine Provokation für honorige Bürger und selbstherrliche Machos: Amandine-Lucie-Aurore Dupin, besser bekannt unter ihrem Pseudonym George Sand. Heute würden ihre Gewohnheiten niemanden mehr erzürnen. Sie trug Männerkleidung, rauchte Zigarren und liebte, wen ihr gefiel. Sie war attraktiv, begabt und fleißig. In Deutschland war die Französin, die ihre Lebensphilosophie freimütig zu Papier brachte und veröffentlichte, als Freigeist, Mannweib und Emanzipierte verschrien.

1876 schrieb der Literaturgeschichtler Ludwig Spach, sie würde »unsägliches Unheil im Innern der Familienkreise und am häuslichen Herd anrichten und die systematische Untergrabung der Ehe mit weiblicher Delikatesse zuwege bringen«. In Wirklichkeit trat sie für eine in Freiheit und Liebe geschlossene Ehe ein, die von Leidenschaft und Treue beherrscht sein sollte.

Die couragierte Vorkämpferin für eine freie Entfaltung der Frauen wurde am 1. Juli 1804 als Tochter des Obersten der napoleonischen Armee, Maurice Dupin, einem Enkel des Marschalls Moritz von Sachsen und der Modistin Sophie-Victoria geboren. Auf dem Landgut ihrer Großmutter in Nohant las sie sich bereits als junges Mädchen durch die ganze Bibliothek durch. Angefüllt und ergriffen von den Werken Byrons, Chateaubriands und Rousseaus, versuchte sie kritisch und frei zu leben, was ihr Verachtung und herbe Kritik einbrachte. Mit 17 Jahren erbte sie durch den Tod ihrer Großmutter den Herrensitz sowie ein vornehmes Hotel in Paris. Sie war nun zwar finanziell unabhängig, aber als Mitglied einer adeligen Familie nicht frei von gesellschaftlichen Zwängen.

Mit 18 Jahren wurde sie auf Betreiben ihrer Mutter mit Baron Dudevant verheiratet. Der Baron wollte eine herkömmliche Ehe führen, was für Amandine Aurore unerträglich war. Nach der Geburt ihres ersten Kindes kränkelte sie und litt an nervösen Störungen. Ihr Mann amüsierte sich mit seinen Freunden. Die unglückliche junge Frau beschloß, es ihm gleichzutun. Die 1928 geborene Tochter hatte wohl einen anderen Vater als den Baron Dudevant.

Die Ehe scheiterte endgültig, als sich Amandine Aurore in den 19jährigen Literaten Jules Sandeau verliebte, der sie endlich verstand. Das Paar ging nach Paris. Um ohne männliche Begleitung ins Theater, Kabarett, in Clubs, Museen, Cafés gehen zu können, griff die Französin zu einer ganz einfachen List: Sie zog Männerkleidung an, wurde für einen Studenten gehalten und genoß Freiheiten, die für Frauen von heute völlig selbstverständlich sind. Das Wichtigste – sie begann zu schreiben. Ihr Liebhaber Jules förderte die schriftstellerische Begabung seiner Geliebten. Der erste gemeinsam verfaßte Roman, ›Rose et Blanche‹, der unter dem Pseudonym J. Sand erschien, erhielt wohlwollende Kritiken. Amandine Aurore zog sich auf ihr Landgut zurück und schrieb 1832 ›Indiana‹. Die Geschichte einer unterdrückten Frau wurde ein großer Erfolg und sogar von Honoré de Balzac gelobt. Die Autorin nannte sich fortan George Sand (nach ihrem Freund Sandau) und setzte sich auch in ihren späteren Werken für die Verwirklichung der Frauenrechte ein.

Ihr zweifellos autobiographischer Roman ›Lelia‹ ist das Bekenntnis einer Frau über ihr sinnliches Unvermögen und das Unvermögen der Männer, ihre Sinnlichkeit zu wecken. Das Buch rief aufgrund seines für damalige Begriffe unmoralischen Inhalts einen Sturm der Entrüstung hervor. Die Liebesaffären der George Sand mit Alfred de Musset und Frédéric

Chopin trugen auch nicht zur Verbesserung ihres Rufes bei. Unbekümmert verbreitete sie weiterhin die Meinung: »In der Liebe behandelt man Frauen wie Kurtisanen, in der Ehe wie Dienerinnen. Man liebt sie nicht, sondern bedient sich ihrer, beutet sie aus und hofft so, sie dem Treuegesetz zu unterwerfen.«

1848 bekannte sich die Schriftstellerin zu Ideen des Kommunismus. Sie wünschte sich einen menschlichen Staat und Gerechtigkeit. Als die Revolution ausbrach, eilte sie nach Paris, um für die Verwirklichung der großen Ideale ›Gleichheit, Freiheit, Brüderlichkeit‹ einzutreten. Als die Revolution gescheitert war, setzte sie sich kämpferisch für die zu Unrecht Verurteilten ein. Mehrmals besuchte sie Napoleon III., um für andere um Gnade zu bitten. Das brachte ihr den Beinamen »Unsere liebe Frau zur guten Hilfe« ein.

Enttäuscht und verbittert zog sie sich nach Nohant an ihren Schreibtisch zurück, wo ihre berühmt gewordenen ländlichen Erzählungen entstanden (›romans chaupêtres‹). Fast täglich erfüllte sie ein enormes Schreibpensum – inzwischen war sie auch Mitarbeiterin von mehreren Zeitungen und Zeitschriften – und empfing ihre vielen Freunde wie Liszt, Berlioz, Balzac.

In den meisten ihrer über 100 Bücher verfocht sie die Emanzipation der Frau; damit schrieb sie sich ihren eigenen Frust von der Seele.

Ihr Werk ist eine Kampfansage an die von Männern dominierte Gesellschaft, die den Frauen selbständiges Handeln und eine eigene Entwicklung verwehrt. Ihre Korrespondenz mit den führenden Köpfen ihrer Zeit ist beinahe so umfangreich wie ihr Werk. Sie schrieb auch Theaterstücke, die aber weniger Erfolg hatten wie ihre Romane. In ihren letzten Lebensjahren war ihr Landsitz der Mittelpunkt ihres Lebens, wo sie auch den Freund ihres Alters, Gustav Flaubert, empfing. Die beiden verband eine enge, zärtliche Beziehung. In der

Novelle ›Ein einfaches Herz‹ hat er ihr ein literarisches Denkmal gesetzt.

George Sand starb noch vor dem Erscheinen dieses Buches am 8. Juni 1876 an einem schmerzhaften Darmleiden. Victor Hugo hielt die Grabrede auf die einzigartige Frau: »George Sand war eine Idee; sie hat das Fleisch verlassen und ist frei; sie ist tot, und doch lebt sie nun.«

George Sand war vor allem ehrlich und mutig. Die ›Amazone des 19. Jahrhunderts‹ lebte in ihrer Zeit unser modernes Leben vor, und sie ist nicht daran zerbrochen. Sie war trotz ihres freien Lebens eine gute Mutter, ausgezeichnete Hausfrau und Gastgeberin, ihren Liebhabern eine leidenschaftliche und geistig anregende Partnerin, eine engagierte Kämpferin für sozial Schwache und eine hochbegabte Literatin.

Alma Mahler-Werfel

»Ich liebe, also bin ich.«

»Mit eisernen Klauen erkralle ich mir mein Nest. Jedes Genie ist mir gerade der rechte Strohhalm als Beute für mein Nest.« Das schrieb die am 31. August 1879 geborene Alma Mahler-Werfel in ihr Tagebuch, das später unter dem deutschen Titel ›Mein Leben‹ erschien. Ohne Scheu berichtete die schönste Frau Wiens über ihre meist intimen Verhältnisse mit fast allen großen Männern ihrer Zeit. Sie sammelte Genies wie andere Frauen Fotos. Ihre ungewöhnliche erotisch-sexuelle Ausstrahlung sowie ihre Aktivität auf sexuellem Gebiet kamen ihr bei der Suche nach genialen Persönlichkeiten zu Hilfe.

»Ich liebe, also bin ich«, war ihre Philosophie. Sie ging auf die Männer zu, die ihr imponierten, und versuchte sie zu erobern. Bereits als Teenager wußte sie, was sie an Männern faszinierte: »Was ich wirklich an einem Mann liebe, ist seine Leistung. Je größer seine Leistung, um so mehr muß ich ihn lieben.« Der erste, den die musikalisch sehr begabte Alma sich krallte, war ihr Klavierlehrer. Sie beschrieb ihn zwar als zahnlosen, ungewaschenen Gnom. Als er ihr jedoch Passagen aus Wagners ›Tristan‹ vorspielte, sanken sie einander in die Arme.

Der nächste Mann, den sie sich eroberte, war der schüchterne Komponist und angesehene Direktor der Wiener Hofoper, Gustav Mahler. Sie war 22 Jahre alt, als der wesentlich ältere Musiker die Schöne zum Altar führte. Es dauerte nicht lange, da vertraute die junge Ehefrau ihrem Tagebuch an: »Aus dem anbetenden Liebhaber ist ein Erzieher geworden.« Mahler verbot ihr das Komponieren, Klavierspiel und den Umgang mit anderen Menschen. Alma seufzte unglücklich: »Wenn er doch nie mehr nach Hause käme.«

»Abgenutzt durch die gigantische Maschine Mahler« suchte

sie Erholung in einem Sanatorium. Nicht nur Buttermilch und grüne Kräuter, sondern auch die Bekanntschaft eines ebenfalls durch Leistung herausragenden Architekten namens Gropius ließen sie aufleben. Während Gustav Mahler mit seinen Symphonien Erfolge einheimste, begann seine schöne Frau eine Affäre mit ihrer Eroberung aus dem Sanatorium. Mahler erkannte seine Fehler und begann, um seine Frau zu kämpfen. Er kramte sogar alte Kompositionsversuche von ihr hervor und lobte sie überschwenglich.

1911 starb Mahler. Seine Witwe Alma war 30 Jahre alt und »bald wie früher von bedeutenden Männern umgeben«. Geldsorgen hatte sie durch die Tantiemen von Mahlers Werken nicht, und so konnte sie sich ungestört ihrem Ziel widmen, »ihren Garten mit Genies zu bepflanzen«.

Den Anfang machte der Komponist Franz Schreker, den sie wegen eines noch größeren Genies verließ – Oskar Kokoschka. Der damals 26jährige lief in ausgefransten Hosen und zerfledderten Schuhen herum und hatte keinen Schilling in der Tasche. Schon die erste Begegnung warf ihn um. Alma spielte Klavier: »Plötzlich riß er mich stürmisch in seine Arme. Es war für mich eine seltsame, fast schockierende Umarmung. Ich erwiderte sie nicht im geringsten. Und genau das schien es zu sein, was auf ihn wirkte.« Stunden später erhielt sie einen Brief: »Bringen Sie ein wahres Opfer und werden Sie meine Frau, heimlich, denn ich bin arm.« Sie heiratete den Maler nicht, aber erlebte mit ihm eine sexuell erfüllte Beziehung. »An einem stürmischen, zerquälten Tag, als er mich leidenschaftlich, aber (...) selbstsüchtig liebte, schmolz die Welt plötzlich um mich hinweg, und ich bin seitdem überzeugt von einer Superwelt (...) Die folgenden drei Jahre waren eine stolze Schlacht der Liebe.« Kokoschka muß Höllenqualen der Eifersucht ausgestanden haben. Nach Angaben seiner Geliebten blieb er manchmal bis vier Uhr morgens vor ihrer Wohnung auf der Lauer, bis er sicher sein konnte, daß keine Burschen zu ihr kommen würden. Im Berner Oberland, wo das Paar in einem Hotel abgestiegen war, malte Oskar Kokoschka das später berühmt gewordene Portrait der Alma Mahler: »Er malte mich, mich, mich, er kannte keine anderen Gesichter mehr.«

In Neapel versprach sie ihm die Ehe, »wenn er ein Meisterwerk geschaffen habe«. Der liebestolle Kokoschka malte das Bild ›Die Windsbraut‹, das die beiden Liebenden in einem sturmgeschüttelten Boot zeigt. Es war das geforderte Meisterwerk, aber Alma hielt ihr Versprechen nicht: »Aus Selbstschutz löste ich allmählich die Bande.« Der verzweifelte Maler schenkte ihr sieben mit erotischen Szenen bemalte Fächer und zog 1914 in den Ersten Weltkrieg. Selbst für Alma Mahler wurde es nun schwer, neue Pflanzen für ihren Garten zu finden; die meisten berühmten Männer waren im Feld. »Keines Mannes Hand in meiner Hand«, klagte sie in ihrem Tagebuch. Nun hatte sie Zeit zum Überlegen, denn der Komponist Hans Pfitzner, der verfügbar war, schien ihr als Liebhaber wenig geeignet. »Warum brauche ich die männlichen Quäler?« fragte sie sich und eroberte das nächste Genie.

Durch Zufall hörte sie wieder etwas von Gropius, der es inzwischen zu Ruhm gebracht hatte. Alma steuerte in einem Brief an ihn direkt auf ihr Ziel zu: »Ich sehne mich nach einem Willen, der mich weise von dem wegführt, was ich erworben habe, hin zu dem, was mir eingeboren ist. Ich weiß, ich könnte auch allein dahin gelangen, aber ich möchte so gerne jemandem danke dafür sagen.« Leutnant Gropius erhielt diesen Brief im Lazarett und traf sich mit Alma in Berlin. Kurz darauf heirateten sie. Zu den beiden Töchtern aus der Ehe mit Gustav Mahler bekam Alma Mahler-Gropius ein drittes Mädchen, Manon. (Sie starb mit 18 Jahren an Kinderlähmung.) Die Trennung von Gropius, der im Feld war, hielt Alma nicht lange durch. »Was mich betrifft, so konnte ich eine Ehe auf lange Entfernung nicht aufrechterhalten. Ich hatte meinen Willen. Meine Neugierde war zu Ende.«

Sie fiel in die Arme des 27jährigen Dichters Franz Werfel. »Es mußte geschehen. Es war unvermeidbar, daß unsere Lippen sich fanden. Wohin wird dieses erhabene Erlebnis mich führen?« Sie war 38 und schwanger. Der Dichter überlegte, ob er wohl der Vater sein könnte. Gropius bat ihn, seine Frau zu schonen. Sie gebar einen Sohn, der kurz nach der Geburt starb. Das Ehepaar Gropius trennte sich nach langen Kämpfen. Ganz gegen ihre Gewohnheit blieb Alma bei Werfel und lernte an seiner Seite die Schriftsteller Hermann Sudermann, Arthur Schnitzler, Gerhart Hauptmann sowie die Musiker Ravel, Schönberg, Alban Berg kennen, um nur einige zu nennen. Sie flirtete mit Gerhart Hauptmann. »Im nächsten Leben müssen wir ein Liebespaar sein.« Alban Berg widmete Alma sein Werk ›Wozzeck‹.

Aber der jüngere Werfel schien sie immer noch zu fesseln: »Nicht einen Tag war das Leben mit Werfel ermüdend oder zu klein.« Mit fast fünfzig Jahren heiratete sie ihn. Weil er Jude war, emigrierte Franz Werfel mit Alma 1938 nach Frankreich. Beim Einmarsch der deutschen Truppen flohen die Werfels über Spanien 1940 nach Amerika. In dem französischen Wallfahrtsort Lourdes schwor der Dichter, ein Buch über die heilige Bernadette zu schreiben, falls sie heil in die Neue Welt kämen. Das Buch wurde ein Erfolg und verfilmt, das Honorar dafür die Existenzgrundlage für das Ehepaar Werfel. 1945 starb der Schriftsteller. Die ›Panerotik‹ – wie er es nannte – mit Alma war zu Ende. Thomas Mann stand am Grab, Alma Mahler-Werfel nicht. »Ich bin nie dabei«, erklärte sie dem betroffenen Schöpfer der Buddenbrooks.

Die Witwe kehrte nicht mehr nach Europa zurück. In ihrem New Yorker Heim scharte sie Bewunderer und Künstler um sich. Sie starb mit 85 Jahren. In ihren letzten Lebensjahren war sie mehr dem Trunke als den Männern zugetan. »Mein

Leben war schön. Gott vergönnte mir, die genialen Werke unserer Zeit zu kennen, ehe sie die Hände ihrer Schöpfer verließen. Und wenn ich für eine Weile die Steigbügel dieser Ritter des Lichts halten durfte, so ist mein Dasein gerechtfertigt und gesegnet«, kommentierte sie die lange Liste ihrer Liebschaften mit den großen Geistern ihrer Zeit.

Sie machte aus ihrem sexuellen Hunger nie ein Geheimnis und nahm sich, wen sie wollte. Mit ihrem Charme, ihrer Schönheit und künstlerischen Begabung hatte sie die besten Waffen, um sich die auserwählten Genies gefügig zu machen. Mit zunehmendem Alter wurden ihre Waffen stumpfer, was sie resigniert feststellte: »Das Aufhören, jedes Aufhören ist schrecklich. Nie mehr mit der Furcht zu spielen, schwanger zu sein! Und was erhält man dafür? Ruhe, eine weisere Ansicht des Lebens, das Ende aller Wünsche? Nichts dergleichen.«

Domenica Niehoff

»Ich kann jetzt Sex mehr genießen.«

Eine Frau, die auch vom Aufhören nichts wissen will, ist Domenica Niehoff, eine ›Hure‹, wie sie sich selbst nennt. Sie ist Deutschlands bekannteste käufliche Frau, und das verdankt sie vor allem den Medien. Daß sie einmal prominent werden könnte, hat niemand geahnt. In einer Hamburger Sauna begegnete sie dem Literaten Wolf Wondratschek. Er verliebte sich in sie und und schrieb im Playboy: »Sie ist keine von denen, die ihre Beine nur aus Rache breitmachen. Die ihr Loch heiligsprechen. Die in Gedanken ausspeien. Im Gegenteil. Domenica ist mit echter, ungespielter Lust bei der Sache. Wenn sie mit dem Hintern wackelt, fließen die Flüsse bergauf.«

Die Journalistin Fee Zschocke schrieb ein Buch über die so hoch Gelobte (›Domenica und die Herbertstraße‹). Von nun an ging es bergauf. Domenica sprach in Talkshows über Sex und das Leben, spielte in drei Kinofilmen mit, gab und gibt schlagfertige Interviews. Inzwischen hat Deutschlands Vorzeigeprostituierte die Nase von dem Rummel um sie ziemlich voll und engagiert sich im sozialen Bereich, indem sie sich um ihre ganz jungen Kolleginnen kümmert. Ihre kleine Hamburger Wohnung wurde eine Zufluchtsstätte für so manches verzweifelte Geschöpf vom sogenannten Babystrich.

Wie geriet Domenica auf die Straße? Die Tochter eines italienischen Gastarbeiters aus den Abruzzen und einer Kölnerin war vier Jahre alt, als die Eltern sich trennten. Die drei Kinder blieben zunächst bei der Mutter. Die Wäschevertreterin war eine hoffnungslose Spielerin und nicht in der Lage, für die Kinder zu sorgen. Domenica kam ins ›Waisenhaus vom armen Kinde Jesu‹, wo sie sich als Vorbeterin hervortat. Mit vierzehn kehrte sie zur Mutter zurück und begann eine Lehre im bekannten Café Reichert am Kölner Dom. Dann kam die große Liebe in Gestalt von Kuno, einem Bordellbesitzer. Die Siebzehnjährige brach die Lehre ab und lebte mit dem zwanzig Jahre älteren Mann fünf Jahre lang zusammen. Als er Selbstmord beging, weil er sein ganzes Geld verloren hatte, blieb ihr nur das Prostituierten-Milieu.

Seit 1973 lebt die Frau mit den warmen braunen Augen, dem rheinischen Akzent und den straff nach hinten gekämmten schwarzen Haaren in Hamburg. Ihre Karriere als Prostituierte begann die spätere Königin der Reeperbahn im ›Palais d'Amour‹. Nach vier Jahren betrieb sie in der berühmten Hamburger Herbertstraße ein eigenes Bordell, das sie nach dem Tod der Mutter 1987 verkaufte. Nicht etwa, um in das bürgerliche Leben, das sie kaum kannte, zurückzukehren: »Frauen wie ich finden selten einen Abnehmer! Welcher Mann ist schon stabil genug, mit Deutschlands Vorzeigenutte essen zu gehen!« Der zweite ›feste‹ Mann der Domenica, der mehr in ihr sah als die Urmutter mit einer Oberweite von mindestens 120 cm, war Kaufmann und sieben Jahre jünger. »Meine Männer kommen nicht wegen meiner Brüste«, weiß Domenica, »denn die haben keine Seele.«

Was unterscheidet sie von den anderen Frauen, die mehr über ihre Freier wissen als deren Ehefrauen? Ist es ihre Ehrlichkeit? »Ich gebe Lust, ich gebe Liebe. Ich bin eine Hure mit Gefühl.« Ihren Namen Niehoff interpretiert sie mit »nie die Hoffnung aufgeben«. Die Hoffnung, ein anderes Leben führen zu können, hat sie wohl nie aufgegeben. Sie ist klug genug, Einladungen von Societygrößen den richtigen Stellenwert zuzuordnen. Die Frage, »einmal Hure, immer Hure«, überläßt sie Journalisten. Sie kennt die Antwort längst. Ihr Beruf, der älteste der Welt, führt in eine Sackgasse ohne Wendemöglichkeit.

Die nach eigener Aussage am 31. 1. 1946 geborene Domenica Niehoff kämpft gegen Drogen, nicht aber gegen das Alter: »Die einzige Angst, die ich habe, ist die vor dem Hunger. Angst, daß ich verhungere, weil ich nichts gelernt habe. Aber das hat man wohl, wenn man in einem Waisenhaus aufgewachsen ist wie ich.« Von ihren Depressionen, Selbstmordversuchen, Alkohol- und Nikotinexzessen hat sie schon mal gesprochen. Von ihrer Kindheit kaum. Dieses Erlebnis sitzt so tief und ist für sie schlimmer als die Tatsache, daß die meisten in unserem Lande behaupten, sie zu kennen und zu wissen, was sie tut. Existenznöte weist sie weit von sich. Männer mögen eben ältere Nutten, da ist sie sich ganz sicher: »Die Schönsten standen immer da und konnten das nicht fassen. Wir älteren Frauen waren Mangelware, eine echte Marktlücke.« Und sie mag Sex noch immer, auch wenn sie Geld dafür nimmt. »Ich kann jetzt Sex mehr genießen! Weil der Zwang weg ist, besonders schön Stellung zu nehmen, damit der Mann zufrieden wird. Ich fange jetzt ganz zart und langsam an, statt mich in die Strapse zu werfen.« Irgendwann möchte sie mal reisen (»Ich war noch nie in Paris.«) und weitermachen gemäß ihrem Motto: »Alles fest im Griff« – was immer sie darunter versteht.

Marlene Dietrich

»Ich habe nie etwas empfunden, mit keinem von ihnen.«

Sie galt als ebenso preußisch wie schön. Ihre Tochter räumt mit ihrem Buch ›Meine Mutter Marlene‹ mit der Legende der unnahbaren, untadeligen Mutter und Ehefrau Marlene Dietrich auf und zeigt uns ein ganz anderes Bild: eine Frau, die zwar den Sex nicht liebte und Anbeterinnen und Anbeter unglücklich machte, aber eine der großen Liebhaberinnen unseres Jahrhunderts war. Die Zahl ihrer Bettgenossen war gigantisch und nur durch ihre erstaunlich große körperliche Kondition möglich, denn sie arbeitete bis ins hohe Alter hart.

Fast alle großen Männer, die ihren Weg kreuzten, waren ihr verfallen. Damit nicht genug: Immer wieder hatte sie heftige Affären mit Frauen, was sie nicht hinderte, gleichzeitig Männer zu erhören. Sie teilte sich sogar eine Gespielin mit ihrer großen Gegenspielerin, Greta Garbo, wahrscheinlich ohne deren Wissen. Als sie sich im Zweiten Weltkrieg in den USA große Verdienste um die Truppenbetreuung erwarb, scheute sie vor keinem körperlichen Einsatz zurück, wenn sie einen jungen Soldaten, der vielleicht nicht mehr lange zu leben hatte, noch glücklich machen konnte. Um nicht schwanger zu werden, benutzte sie ihre ›Frauendusche‹. Sie stand nach dem Liebesspiel sofort auf, um eine Spülung mit Wasser oder Essigwasser zu machen. Eine – nach den heutigen Erkenntnissen der Medizin – recht wirkungslose Maßnahme. Aber das wußte Marlene Dietrich nicht und sie hatte mit dieser Methode Glück.

Gegen Ende ihres langen Lebens, als sie in ihrer Pariser Wohnung vor sich hin vegetierte, machte sie ihrer Tochter Maria Riva gegenüber folgendes Geständnis: »Ich habe nie etwas empfunden, mit keinem von ihnen. Papi habe ich geheiratet, weil er schön war, aber Gefühle? Nein.« Maria Riva enthüllt in ihrer Abrechnung mit der Filmlegende noch mehr Schlafzimmergeheimnisse. Schenkt man der Tochter Glauben, hatte die schönste Großmutter der Welt schon als sehr junge Frau einen scheußlichen Hängebusen und schlüpfte zu ihren Liebhabern und Liebhaberinnen erst ins Bett, wenn sie das Licht ausgemacht hatte. Mit Hilfe der besten Designer, Modemacher, Schneider, Miedermacherinnen, Friseure und Garderobieren wurden die Glanzlichter der Dietrich herausgestellt. Sie kannte ihre Schwächen sehr genau – eine zu kräftige Nase, zu grobe Hände, dünnes Haar – und nutzte alle Hilfsmittel, um sie zu verbergen.

Ein weißer Strich auf dem Nasenrücken ließ ihre Nase schmaler erscheinen, maßgeschneiderte Handschuhe aus Paris, die knalleng saßen, gaben ihren Händen eine aristokratisch schmale Form. Im Alter trug sie Perücken, die genau ihrer so berühmten goldblonden Haarfarbe entsprachen. (In Deutschland ging sogar das Gerücht um, Marlene pudere ihr Haar mit Goldstaub.) Der begnadete Regisseur Joseph von Sternberg, der mit ihr nach Hollywood ging, holte mit seiner Beleuchtungstechnik alle Schönheit aus ihrem Gesicht heraus – rückte die hohen Wangenknochen ins rechte Licht, die herrlichen blauen Augen, den zarten, weißen Teint. Zusammen mit Marlene schuf er dieses unvergeßliche Gesicht, das heute noch fasziniert. Er war ihr hoffnungslos verfallen, aber schonte sie bei Dreharbeiten niemals. Und die preußische Offizierstochter, selbst eine nimmermüde Perfektionistin, kümmerte sich mit Hingabe um jedes Detail ihres Äußeren und machte auch nicht schlapp, wenn eine Einstellung vierzigmal wiederholt wurde. Ihre Gesundheit war so eisern wie ihre Disziplin. Denn nach anstrengenden Dreharbeiten pflegte sie noch für ihre Liebhaber zu kochen oder mit ihrem Gefolge in die berühmtesten Lokale ihrer Zeit essen zu gehen. Es war nicht nur ihre Schönheit und sexuelle Ausstrahlung, die Frauen wie Männer ihrer Umgebung hinriß, sie hatte auch einen wachen und scharfen Verstand. Ihr Stilempfinden war so außergewöhnlich wie ihr Geschmack und Chic.

Was war ihr Geheimnis? Ein Kritiker: »Sie hat Sex, aber kein Geschlecht.« Wenn sie ihre berühmten Beine unter Frackhosen verbarg, den Zylinder schräg bis zum rechten Auge kippte und ihren berühmten verschleierten Blick in die Kamera richtete, flogen ihr Frauen- wie Männerherzen zu. Marlene Dietrich hatte einen untrüglichen Instinkt dafür, was das Publikum wollte und wie sie sich am besten in Pose setzen konnte.

Selbst in Hollywood, wo so viele begabte, gut aussehende europäische Stars auf der Strecke blieben, war sie eine Sensation, wo immer sie auftauchte. Kein Aufwand war ihr dafür zu groß. Ständig feilte sie an ihrer Erscheinung. Vor den Dreharbeiten für ein neues Projekt wurden wochenlang Kostüme ent- und verworfen. Die Dietrich wußte immer sofort, was ankam und sie hatte keine Skrupel, die schönsten Kreationen nach Beendigung des Films in ihrem privaten Kleiderschrank verschwinden zu lassen.

Bei Joseph von Sternberg lernte sie, welche Rolle Licht und Schatten spielen. Und sie wußte auch, daß sie ohne einen genialen Regisseur, Kameramann, Beleuchter und Kostümbildner nicht ›die Dietrich‹ geworden wäre. Fehlten die für sie so wichtigen Mitarbeiter, wurde es ein schlechter oder mittelmäßiger Film. Manchmal versuchte sie dann, etwas zu retten, indem sie Regieanweisungen gab.

Waren die Gagen gut, akzeptierte die Frau, die mit dem Film ›Der Blaue Engel‹ Weltruhm erlangt hatte, auch schlechte Drehbücher. Sie verdiente Unsummen, gab aber auch Unsummen aus. Das erklärt, warum sie nach ihrer Filmkarriere mit ihren Liedern Tourneen durch die ganze Welt machte, zum Schluß vollgepfropft mit Alkohol und Medikamenten. Als sie infolge von Brüchen und Krankheit nicht mehr laufen konnte und ein großes Bett in ihrer Pariser Wohnung zu ihrer Welt geworden war, trieb sie eine Art Telefonsex mit einem Arzt. In einem Telefonat mit ihrer in den USA lebenden Tochter kicherte sie: »Liebling, was glaubst du, will jetzt mein Doktor von mir? Er will etwas von mir, etwas, hm, das ich am Körper getragen habe. Weißt du, was ich gemacht habe? Ich habe bei Dior angerufen und ihnen gesagt, meine Concierge würde vorbeikommen und ein paar Höschen abholen, du weißt schon, diese winzigen Dinger, wie sie die Mädchen in den Klubs tragen. Sie kam mit einer ganzen Sammlung unter dem Arm zurück. Die meisten waren zu groß, aber eins davon war klitzeklein und hinreißend. Ich habe es an mir gerieben – du weißt schon wo –, Parfüm darauf gesprüht und es meinem Doktor geschickt per Eilpost. Du kannst dir ja denken, was er mit dem Höschen tun wird, wenn er es in seiner Post findet.«

Die Dietrich war damals 87 und sorgte dafür, daß keiner außer ihrer Familie und Bediensteten sie zu Gesicht bekam. Ihre letzten großen Leidenschaften waren Charakterkopf Jean Gabin und Glatzkopf Yul Brynner. Nach ihren Tagebuchnotizen saß sie stunden- und tagelang neben dem Telefon und hoffte auf einen Anruf von Yul. Und als sie ernsthaft erwog, ihr Leben an der Seite von Jean Gabin zu verbringen, fand sie noch Zeit für andere Affären. Sobald ihre jeweiligen Freunde merkten, daß ihre Geliebte ihnen nicht allein gehörte – sie hatte sich ja auch nie von ihrem Mann Rudolf Sieber scheiden lassen –, fielen sie in tiefe Verzweiflung. Was trieb die Dietrich in immer neue Abenteuer? Es war wohl das Erbe des fabelhaft aussehenden Vaters Louis Otto Dietrich. Von ihm hatte sie die hohen Wangenknochen, das Blondhaar, die Blauaugen, den Schlafzimmerblick und den Hang zu Amouren. Der preußische Offizier wurde mit der Juwelierstochter Wilhelmina Elisabeth Josephine Felsing verheiratet, in der Hoffnung, er würde nun seriös. Als die zweite

Tochter des Paares, Maria Magdalena am 27. Dezember 1901 zur Welt kam, ging der Vater längst wieder seiner Lieblingsbeschäftigung nach – Frauen.

Seine Enkelin Maria Riva schreibt: »Maria Magdalena war etwas Besonderes – alle merkten das sofort, und Lena, wie sie genannt wurde, wußte es ebenfalls. Sie fühlte sich anders als die anderen. Alles Schöne auf der Welt war nur geschaffen worden, um sie zu erfreuen, davon war sie überzeugt. Diese Erkenntnis behielt sie allerdings für sich, denn sie wußte, ihre Mutter würde niemals gutheißen, daß sie sich als etwas Besonderes ansah. Ihre Schwester aber wußte es. Heimlich gestattete die Jüngere der Älteren, die Puppen hinter ihr aufzuräumen, das Bett zu machen und die Zofe zu spielen. Liesel war glücklich, wenn sie der Schwester zur Hand gehen durfte, so daß Lena damit eigentlich ihr einen Gefallen erwies.«

Die Dietrich war noch ein Kind, als sie den richtigen Vornamen für sich entdeckte. Aus Maria Magdalena machte sie Marlene und wurde auch von diesem Augenblick an von jedem so genannt. 1916 fiel ihr ›Vatel‹ im Ersten Weltkrieg. Ihre Mutter heiratete den besten Freund ihres Mannes, Eduard von Losch, der 1917 fiel. Josephine von Losch war 40 und zum zweiten Mal Witwe. Immerhin konnte sie durch das Vermögen ihres zweiten Mannes mit ihren beiden Töchtern standesgemäß leben und ein Haus in einer Berliner Villengegend bewohnen. Sie war eine früh gealterte, strenge, kalte Frau und versuchte, ihrer Jüngsten die Schwärmerei für Jungens auszutreiben. Die ersten Tagebucheintragungen von Marlene zeigen schon, wie schnell sie entflammt war und wie rasch ihre Gefühlsergüsse versiegen konnten. Am 7. September 1917 schrieb sie: »Nun ist meine Seele wieder voll von Henny Porten.« (Gemeint ist die große Schauspielerin.) Und am 19. Oktober: »Ich ging mit Blumen zu ihrem Haus, aber sie war umgezogen. Die Frau des Hausmeisters hat mir ihre neue Adresse gesagt, weil sie Mitleid bekam, als sie mich mit den Blumen sah, aber es war spät, und auf einmal mochte ich die Blumen nicht mehr. Ich muß viel an meiner Rolle üben, denn wir wollen in der Schule die Gouvernante von Kohne aufführen. Ich bin Franziska. Ich weiß, daß ich zur Bühne gehen werde.«

Was trieb Marlene in die Arme so vieler Männer und Frauen, wenn sie selbst nichts empfand? So wollte geliebt werden, wollte, daß ihr die Menschen gehörten, ihr verfallen waren, allein nur ihr. Daß sie dabei diese Menschen verletzte, kümmerte sie nicht. Die Dietrich liebte nur die Dietrich – und sonst gar nichts.

11. Kapitel

Schicksalsschläge

Eine der größten Bewährungsproben für Liebe und Freundschaft sind Schicksalsschläge. Seelische, körperliche und finanzielle Nöte lassen sich viel besser ertragen, wenn ein nahestehender Mensch zu einem hält, Mut macht, mitkämpft. »Ohne meinen Mann, meine Familie, hätte ich es nicht geschafft« - diese Worte hört man immer wieder, wenn es um außergewöhnliche Leistungen geht.

Krankheiten

Zu den härtesten Schicksalsschlägen gehören unheilbare Krankheiten. Die ›Nürnberger Gesellschaft für Konsumforschung‹ stellte 2000 Westdeutschen zwischen 16 und 69 Jahren die Frage: »Wovor haben Sie Angst?« An der ersten Stelle der Antworten stand: »schwere Krankheit«. Sie kann von einem Tag zum anderen das ganze Leben verändern. Wünsche, die einem wichtig waren, sind plötzlich nebensächlich geworden. Das wichtigste Ziel ist jetzt nur noch, am Leben zu bleiben und gesund zu werden.

Brustkrebs ist eine der von Frauen am meisten gefürchteten Bedrohungen und mit über 20 Prozent das häufigste Krebsleiden. Fast jede neunte Frau erkrankt daran. Die Tendenz ist steigend. Jährlich werden bei uns bis zu rund 35000 Neuerkrankungen behandelt. Das Heimtückische bei dieser Krebsart ist, daß sie sich sehr rasch über die Lymphbahnen im gesamten Körper ausbreiten kann. Der Arzt wird in solchen Fällen mit einem sehr breit gestreuten Organbefall konfrontiert. Bei jeder zweiten Frau hat das Mammakarzinom (= Brustkrebs) zum Zeitpunkt der Diagnose bereits weitere Organe befallen. Wird der Tumor jedoch frühzeitig erkannt und das Leiden richtig behandelt, sind die Überlebenschancen heute gut.

Als eine besonders erfolgreiche Methode zur Früherkennung, so der Berufsverband der Frauenärzte, hat sich in den letzten Jahren die ›Mammographie‹ erwiesen. Mit Hilfe der sehr niedrig dosierten Röntgenstrahlen werden auch Knoten sichtbar, die sich nicht ertasten lassen. Voraussetzung für eine richtige Diagnose ist jedoch, daß das Mammographie-Gerät technisch auf dem neuesten Stand ist und einwandfreie Röntgenaufnahmen liefert. In den Ländern, in denen die Mammographie für Frauen ab dem 50. Lebensjahr in ein nationales Krebsfrüherkennungsprogramm eingegliedert wurde, konnte die Sterblichkeitsrate um nahezu ein Drittel gesenkt werden. Doch die Röntgenstrahlen spüren nicht jeden Krebs auf. Es sind vor allem mikroskopisch kleinste Verkalkungen im Brustdrüsengewebe, die mit der Mammographie erkannt werden können. Sie gelten als Anzeichen für einen Tumor, aber nicht jeder Tumor zeigt Kalkeinschlüsse. Solche Tumore unterscheiden sich im Röntgenbild oft nicht klar vom gesunden Brustgewebe. Und auch ein sehr dichter Drüsenkörper, der häufig bei jungen Frauen vorkommt, erschwert die Röntgendiagnose.

Hier findet die Ultraschalldiagnostik ein ideales Anwendungsgebiet. Das gilt auch für die Abgrenzung zwischen einer Zyste und einem nicht tastbaren Tumor. In der Tumornachsorge, wo es um die Entdeckung kleinster Karzinome geht, ist Ultraschall ebenfalls das bevorzugte Hilfsmittel. Die Röntgen- sowie Ultraschalldiagnostik sind ein großer Fortschritt zur Früherkennung von Brustkrebs, vorausgesetzt, die kostenlosen Vorsorgetermine werden gewissenhaft wahrgenommen. Darüber hinaus empfehlen Experten, daß Frauen ihre Brüste und die Achselhöhlen regelmäßig selbst nach Knoten abtasten und auf Veränderungen untersuchen. Die meisten Frauen haben ein gutes Gespür, wenn mit ihrem Körper etwas nicht stimmt. 80 von 100 Knoten werden von den Betroffenen selbst entdeckt. Besonders gefährdet sind Frauen zwischen 40 und 55 Jahren und solche,

- die kinderlos sind, nur ein Kind haben oder Spätgebärende waren;
- die gar nicht oder nur kurz gestillt haben;
- deren erste Menstruationsblutung sehr früh eingesetzt hat, oder deren letze Blutung sehr spät eintrat;
- die schon einmal Veränderung an einer Brust hatten;
- in deren Familie Brustkrebs häufig vorkam.

Knoten im Frühstadium können meist so herausgeschnitten werden, daß die Brust erhalten bleibt. Es gibt inzwischen Operationstechniken, welche die Brust weitgehend unversehrt lassen oder einen Wiederaufbau erleichtern. Ein guter Arzt wird immer versuchen, dieses für das Selbstbewußtsein der Frau so wichtige Organ zu erhalten – wenn es nicht zu Lasten der Gesundheit geht. Viele der entdeckten Knoten sind harmlos. Das kann aber nur dann mit 100prozentiger Sicherheit festgestellt werden, wenn sie operativ entfernt wurden.

Wissen ist das beste Mittel gegen Ängste. Untersuchungen haben gezeigt, daß Frauen sehr viel besser mit ihrer Situation fertig werden, wenn sie genau über ihre Krankheit informiert sind. Die moderne Medizin hat auch auf dem Gebiet der Frauenheilkunde große Fortschritte gebracht. Für viele gynäkologische Erkrankungen, die früher operativ behandelt werden mußten, stehen heute andere Therapien zur Verfügung, wie z.B. Medikamente oder eine bestimmte Gymnastik. Und viele vormals große Eingriffe lassen sich jetzt mit vergleichsweise kleinen Schnitten beheben.

Eine gewissenhafte Ärztin bzw. ein guter Arzt wird nur dann zu einer Operation raten, wenn es keinen anderen Weg gibt, die normale Funktion der weiblichen Organe wiederherzustellen, also wenn das Gewebe oder ein ganzes Organ so geschädigt ist, daß keine andere Chance zur Gesundung besteht. Hat eine Patientin Zweifel an der Diagnose des Arztes, sollte sie einen weiteren um seinen Rat fragen. Bei Operationen, die vom ärztlichen Standpunkt aus absolut lebensnotwendig sind und sofort durchgeführt werden müssen, sollten die Betroffenen alle Ängste beiseite schieben und sich der lebensrettenden Maßnahme unterziehen.

Auch nach einer Brustamputation oder der Entfernung der Gebärmutter ist eine Frau noch eine ›vollwertige‹ Frau. Bei der ›Hysterektomie‹ (Entfernung der Gebärmutter) bleiben im allgemeinen die Eierstöcke und damit auch die körpereigene Hormonproduktion erhalten. Zunächst werden die Experten versuchen, die Gebärmutter zu retten. Es gibt jedoch Fälle, bei denen ihre Entfernung unumgänglich ist – wenn sie von Krebs befallen ist oder bei Eierstock- bzw. Eileiterkrebs. Bei besonders großen oder immer wiederkehrenden Myomen, bei anders nicht stillbaren, schweren Blutungen oder einer starken Senkung der Gebärmutter wird man diesen Eingriff ebenfalls empfehlen.

Nach einer ›Hysterektomie‹ gibt es keine Menstruationsblutungen mehr. Das Fehlen der Gebärmutter ist körperlich nicht spürbar. Manche Frauen trauern dennoch um ihren Verlust, auch wenn sie keine Kinder mehr wollten. Gespräche mit der Frauenärztin bzw. dem Frauenarzt, dem Partner, guten Freunden sowie ›Leidensgefährtinnen‹ können in dieser Zeit sehr hilfreich sein. Eine der am häufigsten gestellten Fragen von Betroffenen lautet: Empfinde ich die körperliche Liebe noch so wie vor dem Eingriff? Erlebt mein Partner mich anders?

Eine Generalantwort darauf gibt es nicht. Generell kann nur gesagt werden, daß eine Frau, die ein sehr erfülltes Liebesleben führte, die Sexualität auch nach einer Operation als schön und wichtig empfinden wird. Sehr wichtig sind Hilfe und Einfühlungsvermögen des Partners. Viele Männer fühlen sich unsicher und wissen nicht, wie sie sich verhalten sollen. Hier ist ein offenes Gespräch von entscheidender Bedeutung.

Manche Patientinnen brauchen Zeit und möchten geschont werden. (Ärzte gehen von einer durchschnittlichen Genesungszeit von vier bis sechs Wochen aus.) Andere haben kein Interesse mehr am Sex, empfinden Angst, ja sogar Abneigung und Schmerzen. Es ist auf keinen Fall ratsam, sich zum Sex zu zwingen, nur um den Partner nicht zu enttäuschen oder ihn zu verlieren. Ein Sexualtherapeut kann die Ursachen herausfinden und entsprechende Therapien vorschlagen. Es gibt viele Möglichkeiten, die Libido, das Lustgefühl, wieder zu wecken. Die besten Mittel sind Liebe, Verständnis und Geduld – die falschesten Kälte, Gleichgültigkeit oder gar Gewalt.

Verlust des Partners

Den größten Streß verursacht der Verlust des Partners, ganz gleich, ob durch Trennung, Scheidung oder Tod. Erst an zweiter Stelle der ›Streß-Skala‹ steht der Verlust des Arbeitsplatzes. Daß ein solcher Schicksalsschlag schwer zu verkraften ist, darin sind sich jung und alt einig.

Die meisten Selbstmorde junger Menschen geschehen aus Liebeskummer. Die bekannte Wiener Journalistin und Sexualexpertin Dr. Gerti Sänger hat über das Thema ›Liebeskummer‹ ihre Doktorarbeit geschrieben. Nach ihrer Auffassung erlebt man ihn dreimal in seinem Leben und empfindet ihn so intensiv wie den Tod. »Der ist für mich gestorben«, schwört die Verlassene in ihrer Betroffenheit und trifft damit genau den Kern. Die Loslösung teilt die Autorin in fünf Phasen auf:

1. Bedrohung: Die Partner fühlen sich nicht mehr wohl in der Beziehung.
2. Lähmung: Der Satz »ich verlasse dich« fällt immer öfter.
3. Verhandeln: Man versucht, sich zu arrangieren.
4. Zusammenbruch: Die Trennung ist da. Die Verlassene ißt viel, trinkt, weint wie ein kleines Kind, sucht nach einer Möglichkeit, sich abzulenken.
5. Akzeptanz: Die Betroffene findet sich allmählich mit ihrem Single-Dasein ab, findet sogar Gefallen daran.

Lohnt sich Liebeskummer? Die meisten sagen ja, weil sie nach dieser bitteren Erfahrung oft eine andere, positive Entwicklung durchmachen. Die akute Phase des Liebeskummers selbst wird als ›fürchterlich‹ empfunden. Die Liebe ist wirklich ein seltsames Ding – je mehr man an ihr festhält, um so schneller schwindet sie. Denn Liebe ist, wenn jeder das sein darf, was er ist und tun kann, was gut für ihn ist. Möchte ein Partner frei sein, wird man ihn auf die Dauer nicht halten können.

Was sollte man tun, um eine solche Enttäuschung mit möglichst geringen seelischen und körperlichen Schäden zu überstehen? Experten raten, vor allem folgendes zu vermeiden:

- in Selbstmitleid zu verfallen;
- sich noch mehr demütigen zu lassen;
- sich vor dem Leben zu verschließen;
- große Opfer für ihn auf sich zu nehmen;
- Haßgefühle aufzubauen;
- aus Eifersucht falsch zu reagieren.

Bewährt haben sich Selbsthilfegruppen, in denen Selbständigkeit, Selbsterkenntnis, Selbstkritik geprobt werden. Haben sich mehrmals Bindungen zerschlagen, müßte man vielleicht einen Psychotherapeuten oder Eheberater aufsuchen, um die Gründe herauszufinden. Ein Ziel sollte es auch sein, zu dem Ex-Partner ein freundschaftliches oder sachliches Verhältnis aufzubauen. Ist das nicht möglich, muß man die Trennung akzeptieren.

Die meisten von uns verlieren irgendwann einen geliebten Menschen durch den Tod. Jeder reagiert auf diesen Verlust anders. Trauer ist etwas sehr Schmerzhaftes und kann völlig unerwartete Gefühle und körperliche Beschwerden hervorrufen. Viele verdrängen, daß der Verstorbene nicht mehr da ist und glauben ihn noch in ihrer Nähe, sprechen mit ihm oder meinen, ihn gesehen zu haben. Andere fühlen sich während der Verarbeitung dieses einschneidenden Erlebnisses krank, zerrissen und zerschlagen - sie können kaum essen, denken oder schlafen. Manche Zurückgelassene durchleiden eine Phase der Verzweiflung und Depression. Sie verlieren das Interesse am Leben, halten alles für sinnlos und möchten am liebsten selbst tot sein.

Das sind ganz natürliche, normale Reaktionen. Trauer braucht viel Zeit und Kraft. Lassen Sie sich Zeit – sie heilt ja bekanntlich auch – und unterdrücken Sie Ihre Gefühle nicht. Neben Leid und Traurigkeit werden Sie ganze Wechselbäder von Gefühlen erleben, so z. B. Selbstkritik, Schuldgefühle, Panik, Selbstmitleid, Wut, Ungeduld. Vielleicht reagieren Sie während der ›Trauerarbeit‹ besonders empfindlich darauf, wenn Ihnen einige Familienangehörige oder Freunde aus dem Weg gehen. Meist verbirgt sich dahinter Hilflosigkeit. Was soll man Ihnen sagen, wie helfen, trösten? Es wäre deshalb gut, wenn es Ihnen gelänge, den ersten Schritt auf die anderen zu tun. Lassen Sie wissen, daß Sie gerne über den geliebten Menschen sprechen würden und die Hilfe anderer benötigen.

Manchmal scheint Flucht ein verlockender Ausweg aus dem Leid zu sein: alles hinwerfen, hinter sich lassen, verkaufen, wegziehen, neu anfangen. Dem Schmerz werden Sie dadurch nicht ausweichen können, aber die mit dem Wechsel verbundenen Aufgaben und Ablenkungen können gut sein. Im Laufe der Zeit läßt der akute Schmerz allmählich nach. Sie können sich neuen Dingen und Menschen zuwenden, gewinnen wieder Lebensmut und -freude. Vielleicht kommt Ihnen diese Veränderung wie Verrat am Verstorbenen vor. Stehen Sie Ihrem weiteren Leben nicht durch unsinnige Schuldgefühle im Weg. Die Vergangenheit wird immer ein Teil von Ihnen bleiben und nicht durch neue Gefühle oder das Genießen der Gegenwart beeinträchtigt. Irgendwann werden Sie in der Lage sein, sich dem Leben wieder zu öffnen und vielleicht sogar neue Liebe zu empfinden.

Einsamkeit statt Zweisamkeit

Die Singles sind auf dem Vormarsch. In manchen unserer Großstädte leben schon fast 50 von 100 Bewohnern allein. Nach Angaben des Statistischen Bundesamtes in Wiesbaden gab es im Jahr 1990 in Westdeutschland rund zehn Millionen Einpersonenhaushalte. Das entspricht einem Anteil von ca. 35 Prozent an der Gesamtzahl der deutschen Haushalte. Vor rund zwei Jahrzehnten waren es nur etwa halb so viele.

Die Mehrzahl der Alleinstehenden sind Senioren. Aber der Trend zum Alleinwohnen wächst auch bei jungen Menschen. Die meisten möchten – sobald sie erwachsen sind – ein eigenes Heim haben, und sei es auch noch so klein. Unsere Gesellschaft sieht das Single-Dasein immer noch etwas mißtrauisch an. Man ist eben mehr auf Paare oder die Familie fixiert.

Immer noch bekommen Frauen, die alleine in ein Restaurant gehen, schlechtere Plätze, immer noch ist so manches Einzelzimmer im Hotel weniger luxuriös als das Doppelzimmer. Alleinstehende Frauen werden im allgemeinen seltener eingeladen – es sei denn, die Gastgeber möchten sie verkuppeln –, denn so manche Geschlechtsgenossin hat Angst um den eigenen Gefährten und unterstellt ihnen deshalb plump, sie seien nur auf Männerfang aus.

Die meisten Mitmenschen haben noch nicht zu unterscheiden gelernt zwischen Frauen, die ganz bewußt allein leben und denen, die durch besondere Umstände dazu gezwungen sind. »Es ist schwer, ein Leben zu zwei'n; eins ist noch schwerer, einsam zu sein«, sagte Kurt Tucholsky sehr treffend. Wer zum Alleinleben nicht geschaffen ist, wird versuchen, einen passenden Partner zu finden.

Der Hauptgrund, warum Bekanntschaftsanzeigen und Ehewünsche in den Zeitungen und im Fernsehen erscheinen, ist Angst vor der Einsamkeit. Die der älteren Mitmenschen ist besonders groß. »Ich könnte sterben, ohne daß es einer bemerkt« – wie oft kann man diesen Satz hören! Wenn sich die Chance einer Liebe im Alter nicht mehr ergibt, kann man sich einen Bekanntenkreis aufbauen, der sich auch dann bewährt, wenn man mal Hilfe benötigt. Viele Frauen wissen die Vorteile des Alleinlebens zu schätzen und ziehen es einer schlechten Ehe vor. Solche, die das Single-Dasein ganz bewußt gewählt haben, wissen, daß auch diese Lebensform, und nicht nur die Ehe, große Anforderungen an sie stellt. Es gehört ein hohes Maß an Disziplin dazu, sich nicht gehenzulassen, obwohl man die kritischen Augen von Mann und Kindern nicht zu fürchten braucht. Es gibt gewiß Stunden, in denen man diesen Entschluß überdenkt und vielleicht sogar bereut. Die Flucht vor einer empfundenen Leere darf nicht im Alkohol, anderen Drogen, überstürzten Bekanntschaften oder Panikreaktionen enden. Die Empfindung, etwas verpaßt oder falsch gemacht zu haben, ebenso wie das Gefühl der Einsamkeit, kennen auch Ehefrauen und vielfache Mütter.

Das Single-Dasein ist sicher eine – neben der Ehe – gleichberechtigte und nicht etwa ›defizitäre‹ Lebensform. Sie ermöglicht der modernen Frau, sich ganz auf ihre beruflichen Ziele und die eigene Entwicklung zu konzentrieren. Und sie bedeutet keineswegs Verzicht auf Freundschaft, Kinder, Sex und Liebe.

Literaturverzeichnis

Argyle, Michael: *Körpersprache & Kommunikation.* Paderborn 1979

Bross, Barbara: *Flitterwochen und was dann?* Stuttgart 1967

Cyran, Wolfgang: *Frauwerden.* Wiesbaden 1992

Fast, Julius: *Body Language.* New York 1970

Garrity, Joan: *Die vollkommene Partnerschaft.* Hamburg 1978

Haire, Norman: *Geschlecht und Liebe heute.* München 1966

Hundold, Günther: *Beate Uhse Sexual-Atlas für Erwachsene.* Flensburg 1972

Kassorla, Irene: *Nette Frauen tun es.* Bayreuth 1980

Lange-Ernst, Maria-Elisabeth: *Frau, Du bist besser!* München 1992

Lauster, Peter: *Die Liebe.* Düsseldorf 1980

McCutcheon, Marc: *Der Kompaß in der Nase.* Hamburg 1991

Starr, Bernard D., Weiner, Marcella B.: *Liebe & Sexualität in reiferen Jahren.* Bern und München 1982

Westheimer, Ruth: *Sprechen wir mal drüber.* München 1983

Register

T

U